宝宝学睡觉

[德国]彼得拉·昆策 / 赫尔穆特·考德勒 著　徐丽娜 译

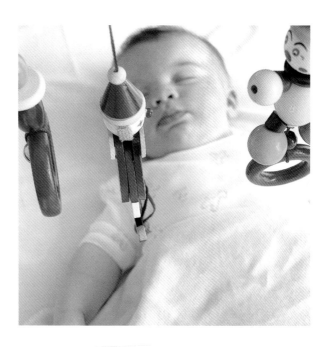

U0253459

译林出版社

目 录

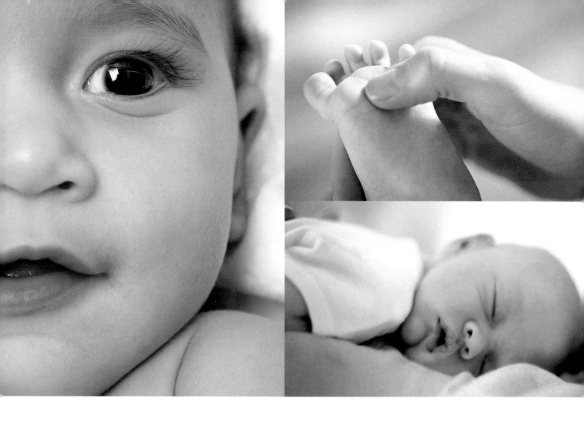

作者简介

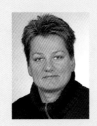 彼得拉·昆策，致力于研究日耳曼文学和社会科学（教育学、家庭社会学和教育心理学），现为自由作家兼编辑，是两个孩子的母亲。曾撰写《孩子们最美的礼节》一书，并由GU出版社出版发行。

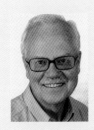 赫尔穆特·考德勒教授，致力于研究人类医学，是儿童及青少年医学专家，同时具备顺势疗法专业医师资格。自1976年开始经营自己的诊所，同时管理慕尼黑的两个市级孤儿院，并积极投身于为残疾儿童及发育障碍儿童服务的慈善事业。曾撰写《儿童疾病》一书，并由GU出版社出版发行。

序　言

　　每当宝宝遇到睡眠问题时，很多父母会变得不知所措。是否应该让宝宝形成规律的睡眠？还是应该让宝宝按照自己的意愿睡觉？10个月的宝宝仍不能睡整觉，这样正常吗？为了让宝宝学会"正常"睡觉，父母能做些什么？或者完全不需要父母做什么，"正常"睡觉是一个自然而然、水到渠成的过程？然而这些问题并没有确切的答案——父母唯一要知道的是：宝宝都有个体差异，父母应该了解自己的宝宝。

　　因此你应该不断观察你的宝宝。这样，你会在照顾宝宝的过程中变得越来越有自信——无论在宝宝醒着的时候，困倦的时候，睡觉时或是夜里。你要学会观察宝宝何时需要帮助。若你能理解来自宝宝的信号，则宝宝就可以引导你做你该做的事。相信宝宝的能力，也要相信自己的感觉和你作为父母的能力，因为没有任何人比你更了解你的宝宝。所以，只有你能让宝宝学会睡觉。对此我们会为你提供相应的帮助。首先，你要大致了解宝宝的睡眠、睡眠障碍以及如何来判断宝宝是否有睡眠需求；其次，我们会帮助你了解如何让宝宝独立入睡以及连续睡觉，哪些助眠方法值得推荐；另外，你将学习到0～3岁的宝宝如何适应不同的睡眠环境，学习哪些睡眠要领更适合宝宝以及如何掌握并应用这些要领。

　　愿你和你的宝宝每晚都能拥有充足的睡眠。

彼得拉·昆策

赫尔穆特·考德勒教授

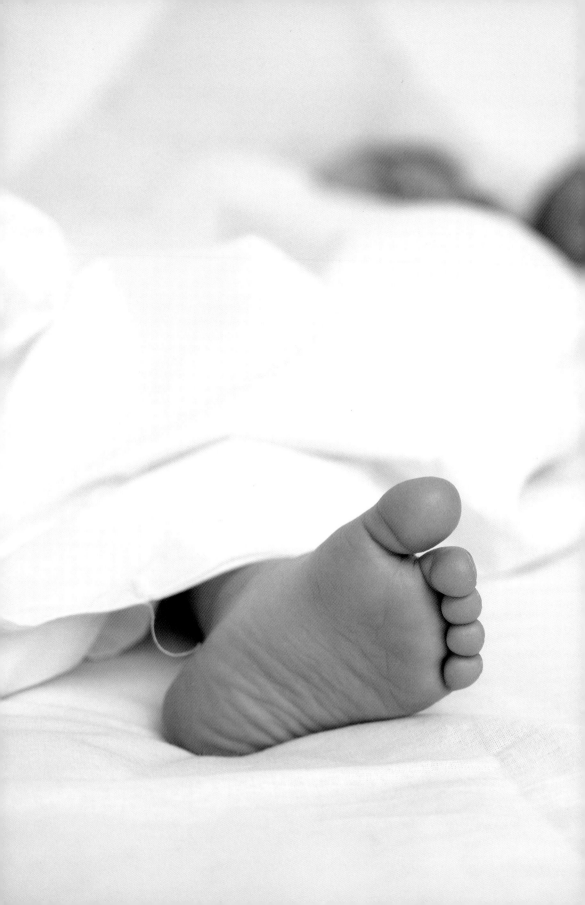

宝宝的睡眠不同于成年人

　　睡觉是一件美好的事情，所以我们几乎三分之一的时间都在用睡觉来消除身体的疲劳。父母有时可能不相信，宝宝也喜欢睡觉，只是宝宝的睡眠和我们成年人有所不同。

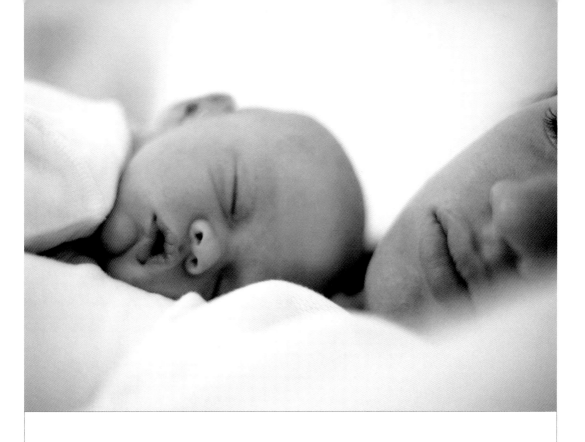

宝宝如何睡觉?

　　每个宝宝都喜欢睡觉,但想找到新生儿和小宝宝的睡眠规律并非易事。这需要父母为他们创造合适的条件,并培养他们的入睡习惯,通过培养这些入睡习惯可以让宝宝爱上睡觉。父母应该了解宝宝的疲劳信号并引导宝宝入睡。若父母能尽可能多地了解宝宝的睡眠状况,这些事情对父母来说就会变得很容易。

揭开宝宝睡眠的秘密

在你了解宝宝的睡眠之前，应该首先研究宝宝的睡眠过程，花些时间来了解"睡觉"中的宝宝。当宝宝极度需要睡眠时、宝宝入睡时以及宝宝进入深睡眠时，你可以坐在床边观察他。他小小的四肢微微抽动，眼睛不自觉地闭上，头歪向一边……请尽情享受这美妙的时刻。这会让你感到开心，感到惊讶。

若长时间地观察熟睡的宝宝，你会发现宝宝的不同睡眠阶段是如何交替更迭的：宝宝在熟睡或仅仅是浅睡眠时，他的大脑在紧张工作还是处于放松状态。也许你的宝宝会给你送上他"天使般的微笑"，让你无比开心；也许他会扭脸嘟起小嘴，扮起一副可怜相，让你想把他紧紧地抱在怀中安慰。随着对宝宝的了解以及自信心的提升，你将不再怀疑自己，宝宝如同你一样非常享受睡眠，他也能够安睡。只不过宝宝的睡眠并不总像成人那么好。然而，如果你知道宝宝的睡眠过程，你就可以为宝宝提供必要的帮助。

清醒阶段及睡眠阶段
新生儿从清醒过渡到睡眠往往比小宝宝更频繁，更快速。

睡眠中的那些事

宝宝为什么要睡觉？并不仅仅是因为睡觉这件事本身很美好或者仅仅是让父母得以休息，更重要的原因在于，通过睡眠宝宝能够积蓄力量并恢复活力。

沉静睡眠（非快速眼动睡眠）

在所谓的沉静睡眠，也就是深睡眠中，宝宝的身体能够快速地放松。因此在睡眠不足的情况下，宝宝会首先进行沉静睡眠，之后进入行动睡眠。但即使在沉静睡眠阶段，睡眠的深度也会经历多个阶段，表现出一定的差异性。

大龄儿童及成年人入睡后的最初几小时为深睡眠。这个阶段有助于身体快速恢复，且通常为无梦睡眠。随后深睡眠会逐渐减少，浅睡眠（快速眼动睡眠、行动睡眠，参见下文）不断增加。因此当宝宝从一个睡眠阶段转入另一个睡眠阶段时，常常在午夜之后醒来。但对这种现象，宝宝有一种天生的自我保护意识。例如，若宝宝被某个声音惊醒，随着声音的不断反复，宝宝对这种声音做出的反应会越来越小，直至最后入睡。宝宝的大脑已经学会忽略这种刺激。这也是为什么随着时间的推移，街道的噪声不再干扰宝宝睡觉的原因。

入睡者的状态

睡眠专家将睡眠分为两个主要阶段：沉静睡眠和行动睡眠。

◎沉静睡眠（非快速眼动睡眠）：在沉静睡眠期间，人的身体会非常放松。入睡者呼吸均匀，身体进入恢复状态。在沉静睡眠期间，人们可以根据脑电图的不同特征观察到不同的睡眠深度。（参见第12页插图）。

◎行动睡眠（快速眼动睡眠）：在我们做梦时往往会出现眼球转动、四肢抽动、扮鬼脸、微笑、呼吸频率较低等特征，这些特征都是典型的行动睡眠特征。行动睡眠属于浅睡眠，因此处于这个阶段的入睡者更容易醒来。

行动睡眠（快速眼动睡眠）

与在沉静睡眠阶段不同，宝宝在行动睡眠阶段往往会移动身体，并且经常伴有肌肉的抽动。在这个阶段，宝宝的大脑会处理他在清醒状态时接收到的新信息，并将这些信息与记忆中储存的信息联系起来。人们今天了解到，儿童大脑的发育以及身体的成长有一部分是在睡眠中进行的。甚至有现象表明，行动睡眠对于学习和记忆尤为重要。

睡眠状态及清醒状态的交替更迭

持续观察宝宝，你会发现，他并非是任意地转变睡眠状态和清醒状态，而是按照某种周期交替进行。准确地说，宝宝在24小时内多次转换两种状态，这些转换过程对宝宝的健康非常重要。

建议
请不要将自己的宝宝与其他宝宝相比较——要根据自己宝宝的实际情况来衡量他的睡眠。因为每个宝宝都是一个小的个体，他们都有自己的特点。

沉静状态与行动状态交替

在宝宝1岁之前往往是沉静状态与行动状态交替进行，大概每小时交替一次——无论他是醒着还是已经入睡。最好在宝宝睡眠期间观察这种交替过程，你会发现宝宝每50~60分钟会交替进行快速眼动阶段与非快速眼动阶段：宝宝只是短暂地清醒，大多数时候没有完全醒来。这种情况在夜里正常入睡的宝宝身上大约会出现9次。

入睡状态与清醒状态交替

除了沉静状态与行动状态的更替规律外，你也会发现宝宝睡眠阶段与清醒阶段的更替规律。这个所谓的与生俱来的更替节奏与宝宝的饥饱周期有关。一般吃奶、清醒与睡觉的过程每3~4小时重复一次，当然这存在一定的个体差异，也与妈妈的哺乳频率有关。

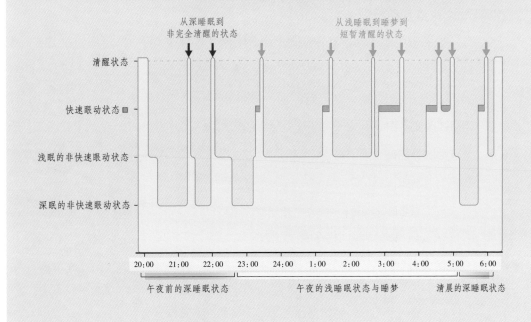

6个月以上宝宝的睡眠规律（费博的观点）

6个月以上宝宝的睡眠比较规律化且所有宝宝的睡眠看起来比较相似。

睡眠状态和清醒状态约每24小时更替一次。因为对大多数人来说这个周期并非刚好一天，因此被称为"zirkadian"（拉丁语：zirka=大约，dian=天）。

3个月以上的宝宝，生物钟与外部时间逐渐同步。在观察宝宝睡眠规律后，你会发现宝宝要么是"夜猫子"，要么是"早起的鸟儿"。若宝宝睡眠状态与清醒状态交替的周期超过24小时，那么他很可能是个"小瞌睡虫"，早晨他会很不情愿睁开眼睛；若宝宝睡眠状态与清醒状态交替的周期低于24小时，他就属于早起型宝宝，这样的宝宝一大早就会很活跃，迫使父母也不得不早起。

刚出生几个月的宝宝会按照自己与生俱来的规律，时而保持清醒状态，时而进入睡眠状态。随着宝宝慢慢长大，他在夜里的睡眠时间逐渐增多，清醒时间逐渐减少——白天刚好与之相反。

为了让宝宝形成规律的睡眠，父母该做些什么呢？

规律睡眠的形成主要取决于3个因素：内部时钟、外部时钟以及社会性时钟。

内部时钟是指昼夜更替的周期，这种周期被看作与生俱来的——很难被改变。白天和夜晚被看作外部时钟，就像饥饿与饱腹一样。父母可以操控部分外部时钟。其实父母可以最大程度干预的是社会性时钟。例如，父母在日常生活中可以通过不同级别的声音来影响宝宝的清醒与睡眠周期。另外，父母也可以按照宝宝的周期来规划自己的一天，以此来适应或改变宝宝的睡眠习惯。

调查表明，规律的睡眠周期可以让宝宝拥有安全感。同时，睡眠规律的宝宝会对周围的事物更感兴趣，并且会较少发脾气和哭闹。宝宝有一个规律的睡眠不但对自身有好处，对父母也非常有益。父母可以更好地了解宝宝的需求，能够更容易读懂宝宝发出的信号（例如哭喊）。

新生儿睡眠的特点

根据脑电图我们对胎儿的睡眠有了一定了解。例如，32周前的胎儿总是从一个类似睡眠的状态进入一个活跃状态，32周后渐渐开始沉静睡眠——尽管未出生的宝宝大部分时间都处于行动睡眠状态。

宝宝在刚出生的几周里，其沉静睡眠状态与行动睡眠状态处于一个平衡的关系。然而，即使是新生儿也会呈现出许多不同的状态，例如，清醒、微睡、活跃、沉睡、大喊或哭闹。当宝宝两三个月大时，其清醒时间会明显增加。

宝宝变得主动且专注

在宝宝出生3个月后，你和宝宝之间的交流会越来越多——宝宝甚至会对你报以会意的微笑。

额外建议

宝宝哭闹与睡眠障碍有关吗?

大概有四分之一0~3个月的宝宝会看似毫无缘由频繁地哭。一直以来人们都把宝宝爱哭闹的现象归因于所谓的三月绞痛,即胃肠部位的绞痛,这种症状主要出现在宝宝刚出生的12周内。然而最新研究结果表明,只有极少数的宝宝会出现三月绞痛。

现在人们更倾向于认为宝宝哭闹的原因在于睡眠失衡,这种现象会在宝宝6周左右时达到高峰。所谓的哭闹型宝宝会很难入睡——尤其是晚上。另外,他们在两个睡眠阶段之间非常容易醒来,经常一哭就是几小时,直到筋疲力尽才能入睡。

频繁哭闹的宝宝通常会睡眠不足,因为一方面哭闹让他难以入睡,另一方面也会让他更容易醒来,以致宝宝很难进入深睡眠状态。为了将宝宝从这种恶性循环中解救出来,规律的睡眠对他们来说就尤为重要。即使宝宝3个月后哭闹减少了,但此前的睡眠问题对他童年时期的睡眠行为还会有持续的影响:对于哭闹型宝宝,即使在宝宝出生3个月后,父母仍需为他们提供帮助,助其入睡。若宝宝经常哭闹的习惯在困难期后仍存在,就很难改掉了。然而你不必灰心,尽管如此,你还是有机会让宝宝改掉哭闹的毛病(参见第100页)。因睡眠障碍被带去咨询处的宝宝中大概有80%属于哭闹型宝宝,他们比其他同龄宝宝更敏感、易怒。这些宝宝的父母通常还会有一个问题:他们都处于崩溃的边缘,感觉自己是不合格的父母。其中不乏一些人认为,他们的宝宝这般哭闹是在控诉他们不称职。你要知道,宝宝的哭闹和父母的行为无关,而是与宝宝的天性有关。

惊醒

与成年人和大龄儿童不同，新生儿的睡眠首先从行动睡眠阶段开始，相应地在这个阶段他们也更容易醒来。所以当父母把小宝宝从怀里放到床上时，他们常常会醒过来。而大一点儿的宝宝常常很快进入深睡眠，即使把他们从车里抱到房间里，他们也不会察觉。

只有很少的新生儿会一次性睡满4小时。直到小宝宝发育成熟，两餐间隔时间变长，父母就可以骄傲地宣布："我的宝宝可以睡整觉啦！"因为两个睡眠阶段交替进行，宝宝会不间断地睡上4个小时或更久。而有些新生儿却并非如此，他们把黑夜当成白天，这种情况可能会持续几周，直到宝宝的昼夜规律正常化。当然这种情况下你可以积极帮助宝宝，让他找到昼夜规律。

好睡眠典范

6个月以上的宝宝睡眠已经接近成年人。睡眠好的宝宝可以连续睡上9~10小时。

宝宝睡眠的变化

宝宝出生3个月后睡眠状态和清醒状态的周期逐渐稳定，也能够适应昼夜规律。从这时起，宝宝的睡眠都是从沉静的深睡眠开始的。他们在24小时内大概会睡5次，这个年龄段的宝宝70%已经可以睡整觉了。但这并不意味着你的宝宝也可以做得到。

与新生儿相比，大一点儿的宝宝有更成熟的深睡眠，不过他们和我们成年人一样，夜里也常常醒来。虽然正常情况下宝宝只是短暂清醒或并未完全清醒，但如果这时刚好有噪声或灯光干扰到宝宝，他就会立刻清醒过来。

宝宝可能会出现许多睡眠方面的问题。当他们可以站立、走路时，他们会自己从床上爬起来，走到父母的卧室或者在夜里爬到父母的床上。若父母还未入睡，宝宝会觉得在他睡觉时错过了一些事情。为了改变这种状况，父母一定要了解其原因，并表现

建议
　　宝宝习惯的入睡辅助方式在日间也会帮助他很快安静下来，使宝宝更容易入睡。

出自己的决心。

日间睡眠

　　在最初的几年里，宝宝的日间睡眠会发生很大变化，直到2～4岁时这些变化才会慢慢消失。与夜间睡眠不同，日间睡眠往往不被重视。对新生儿来说，睡眠间隔以3～4小时为宜，日间睡眠也应如此。3～4个月后的宝宝日间睡眠慢慢变为两次——一次在上午，一次在下午，每次为1～2小时。宝宝2岁时，通常每天只进行一次午觉，直至大一点儿午觉也就不需要了。

　　大多数宝宝在日间会自觉地睡觉。即使父母或哥哥姐姐在房间里，他们也不会觉得被干扰。而有些宝宝入睡却需要父母的帮助，正如在夜间一样（参见第82页）。入睡困难的宝宝日间应多待在凉爽、通风和安静的房间里，这将大大地有益于他们。

宝宝睡得够吗？

　　父母经常无法确定宝宝要睡多久才能睡足。对此没人能给出一个标准答案，因为每个宝宝都不一样。有些新生儿一天睡20小时，而有些新生儿只睡13小时。

　　随着宝宝慢慢长大，他的睡眠需求也在不断变化，不稳定性逐渐减少。与之相反的是，相对睡眠需求却很少改变：原来贪睡的宝宝现在依然很贪睡，原来睡眠时间少的宝宝现在照样也睡得很少——就这一点来说都相对稳定，没有较大变化。

宝宝每24小时的睡眠时间：

◎ 0～3个月的宝宝：12～19小时。

◎ 4个月以上的宝宝：12～18小时。

◎ 2岁以上的宝宝：11～16小时。

极个别的宝宝睡眠时间会高于或低于最高值或最低值。很多父母会问，宝宝睡足了吗？答案很简单：相信你的宝宝。若他白天表现得开朗、活泼、好动且心情平和，说明宝宝已经睡足了；若他哭闹，嘴里总是含着奶嘴，无精打采地玩耍且容易发脾气，说明宝宝睡眠不足。为了充分了解宝宝的睡眠需求，你可以为宝宝写睡眠日记，可以记录宝宝24小时的睡眠时间以及周睡眠时间。

GU出版社建议　每个母亲都应该重视自己的睡眠

以自己为中心：首先你可以记录自己的睡眠时间，并计算周平均值。这会让你和你的伴侣知道你实际上睡了多少小时（可能较少）。在宝宝刚出生的几个月里，母亲要为宝宝哺乳，因此睡眠时间极少。但是你要重视自己的睡眠，因为如果没有你，你的宝宝会很无助。若所有人都感觉很疲劳，当然不会让人觉得快乐。你要抓住一切机会休息。不要总是想着洗衣服、准备餐饭，不要要求自己把家务做得很完美。其实只要宝宝睡觉了，你就该休息。顺势疗法药剂Neurodoron在很大程度上能帮助疲惫的妈妈，你可以服用一个月（必要的情况下，可以服用更长时间），每天早晨两片，下午一片。

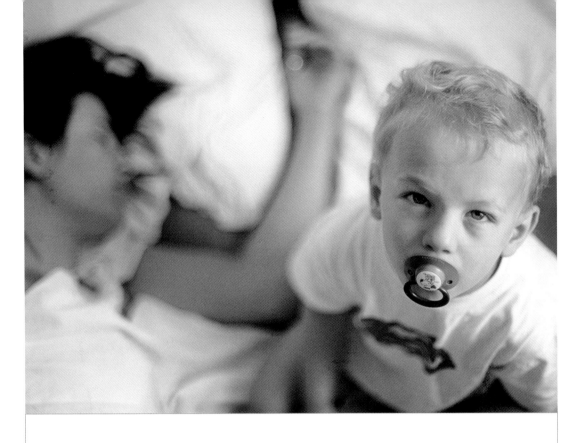

如果宝宝的睡眠出现问题

　　几乎每个小宝宝都会出现入睡困难或不睡整觉的问题。有时几天或几周宝宝就克服了这些问题，而有些问题却非常顽固，难以克服。这与引起问题的原因有关，这些原因往往是多方面的，并且很难被立即察觉。有时与身体条件、成长条件、成熟条件有关，有时是基于心理原因或环境原因。然而最常见的是入睡习惯导致的睡眠问题。尽管如此，一般情况下宝宝依然能够使他们的睡眠需求得到满足，然而妈妈却因为夜里被不断打扰而筋疲力尽。根据以下内容你将了解到宝宝的睡眠障碍属于哪一类，以及如何排除这些障碍。

什么是睡眠障碍?

刚出生几个月的宝宝还未形成规律的睡眠,因此他们大都会出现入睡困难和不睡整觉的问题。这个年龄段的宝宝还没有所谓的睡眠障碍。6个月以上的宝宝若夜晚出现睡眠问题,专家才会对其使用"睡眠障碍"这个概念。若宝宝出现以下三种状况,则说明宝宝有睡眠障碍。

◎ 宝宝每天晚上醒来超过3次且每次平均时长超过20分钟。

◎ 宝宝入睡需要父母在身边。

◎ 这些问题已经存在至少3个月。

专家根据宝宝夜里清醒的次数、时长、入睡辅助方式的多寡、父母的心理负担以及孩子的心理状态来划分睡眠障碍等级。据估计,五分之一的宝宝有暂时性或持续性的睡眠障碍,且一部分宝宝的睡眠问题会从婴儿期延续到学龄前。

宝宝睡整觉

每个宝宝夜里都会多次醒来。有些宝宝在还未意识到自己醒过来时就又已经入睡了;而另一些宝宝却很难再次独立入睡,并且会开始哭闹。

身体因素导致的睡眠问题

睡眠问题极少由身体原因引起。然而当宝宝睡眠障碍非常严重时,在考虑其他可能引起睡眠问题的原因前,应首先考虑身体原因并咨询儿童医生。注意,中耳炎或感冒等疾病也会影响宝宝睡眠,因为它们会使宝宝出现疼痛或呼吸困难的情况。

器质性病变引起的睡眠问题

极少数宝宝会因为慢性病出现睡眠问题。尽管如此，这些慢性病还是会持续地影响宝宝的睡眠。例如，有些宝宝由母乳喂养转变为奶粉喂养时，会出现对食物的不耐受性。胃酸和食物回流到食道（胃食道逆流），神经性皮炎或过敏（例如，伴有哮喘的尘螨过敏）都会使宝宝出现入睡困难或不睡整觉的问题。极少数情况下宝宝的睡眠障碍由间歇性呼吸暂停（间歇性睡眠呼吸暂停综合征）、呼吸道狭窄（阻塞性睡眠呼吸暂停综合征）引起，例如宝宝感冒或鼻息肉肿大时会出现以上情况。若是出现这种情况，你要特别注意，因为呼吸暂停会引发宝宝猝死（参见第45页）。

呼吸暂停的信号

呼吸暂停的典型信号除了较长时间的呼吸停顿（超过5秒），还有打鼾、出夜汗、张嘴睡觉时呼吸费力、睡觉时头向后仰。若宝宝在睡觉时出现其中某个症状，你应立即向儿科医生咨询。在耳鼻喉科问诊，或在睡眠室对宝宝的睡眠结构进行诊断，这些措施可以让你确切地了解到宝宝哪里出了问题。医生将持续观察宝宝一到两夜（母亲或父亲一般都会在场），在此期间，宝宝大脑和心脏的工作过程会被脑电图和心电图记录下来，宝宝的眼部活动、呼吸、呼吸肌的活动、血液中的氧气饱和度以及二氧化碳含量也会被记录。摄像机会录下宝宝的身体姿势和腿部活动，麦克风可以接收到所有声音，例如宝宝打鼾的声音。根据诊断结果采取不同的预防措施（通常借助监护器）可以更好地保护宝宝，父母应随时观察宝宝的睡眠情况。

建议

"出牙"可能会让宝宝有疼痛感，因此也会导致睡眠问题。每天（根据需求）用瓦拉（Wala）口腔香膏轻柔地按摩宝宝的牙齿边缘，可起到缓解疼痛的作用。

睡眠异常

梦游或噩梦常使2岁的宝宝从睡眠中惊醒，因此它们都属于睡眠异常。噩梦对3~4岁的宝宝来说，依然有很大的威胁，因为这时的宝宝还无法区分现实和梦境。很多情况下父母也很容易混淆噩梦和夜惊（拉丁语Pavor nocturnus）的概念，其实二者是有明显区别的。

夜惊？噩梦？

夜惊一般出现在前半夜，即从深睡眠到浅睡眠（快速眼动睡眠阶段）的过渡阶段；而噩梦一般出现在后半夜，即浅睡眠阶段（快速眼动阶段）。

夜惊是指从睡眠中突然惊醒，两眼直视、哭喊、呆坐在床上、击打身边的东西，有时甚至用异乎寻常的方式跑动。这时宝宝往往不认得自己的父母，自己也无法平静下来。5~15分钟后宝宝会渐渐平静下来。第二天宝宝会完全不记得昨晚发生的事情。若宝宝出现夜惊现象，不要试着去安慰他让他平静下来或者把他抱起，这会触发宝宝进入防御状态。你要做的只是看护宝宝，不让他伤到自己。

而噩梦与夜惊的情况不同：宝宝做噩梦时通常也会醒来，表现出恐惧的样子，哭喊着找爸爸妈妈，但第二天依然能回忆起昨晚的事情。这种情况下宝宝尤其需要你的安慰，你可以将宝宝抱在怀里安抚他。若你让宝宝到你们的床上去，宝宝会感到很安心。当宝宝平静下来时，你可以再次把他送回到小床上。

夜惊——Pavor nocturnus
目前人们对夜惊的起因还不是十分清楚。夜惊通常出现在小儿身上，原因既非行为特殊性，也不能归结为教育方式的失当。夜惊主要出现在学龄前或小学阶段，目前还没有有效的治疗措施。

其他睡眠异常

睡觉时摆头以及夜间身体有节奏地摆动也属于睡眠异常现象。6～12个月的宝宝中大概有一半在睡觉时会有节奏地摆动腿部。他们在入睡阶段晃动头部，有时甚至用头部撞击床。

对于宝宝出现的这种现象，父母很难干预，所以他们对此都感到很焦虑。他们担心宝宝因此需要接受长期治疗（常出现在孤儿院里的孩子身上，他们在心理和社会方面都被忽略）或者出现身体障碍。事实上只要宝宝没有受伤，那么即使宝宝有摆头的现象，你也不必过于担心。大多数宝宝在2岁时就不会再有这种现象了。那时的宝宝就会在他的小床上安睡。

头部摆动

男宝宝相对于女宝宝来说更容易出现摆头的现象。专业上把这种助眠方式称为辗转入睡（Jaktation）。

教育影响睡眠

若医生能够排除引起宝宝睡眠障碍的身体原因，那么如何来界定宝宝的睡眠障碍呢？通常情况下，父母是否感觉有压力以及是否睡眠不足，这些都可以作为判断宝宝是否存在睡眠问题的标准。即使宝宝每天夜里醒十次，只要父母没有感觉被打扰，且宝宝在白天表现得很满足，那么宝宝就不存在睡眠障碍；反之，这样的夜晚（甚至很多晚上）使大部分父母感觉很疲惫，那么说明宝宝存在睡眠障碍。这些睡眠障碍并非基于身体原因，而是源于父母和宝宝之间的"误解"。因为很多父母并不确定他们该如何帮助宝宝入睡。这些不确定性表现在，他们在哄宝宝睡觉时程序过于烦琐，让宝宝入睡变得很困难。

通常大部分的睡眠障碍是由助眠方式引起的，虽然这些助眠方式对新生儿很有效，但是一些宝宝在3个月后还习惯着这些助眠方式。然而这些方式将慢慢变成宝宝的一些特殊要求，比如在宝宝生病期间、度假期间或搬家后。这种情况下宝宝需要更多的亲近感和安全感——尤其是晚上。你可以抱着宝宝在房间里来回走动，直到宝宝入睡；也可以让宝宝在你怀里安睡或者把宝宝放在健身球上。只要你仅在"特殊情况"下使用这些辅助措施，就没有什么不妥。

怪癖？真实需求？

一些父母在哄宝宝睡觉时，常常轻抚宝宝的耳朵，有时这个动作持续达2小时之久，因为宝宝好像只有通过这种方式才能入睡。父母把这种"怪癖"视为宝宝真正的需求，并竭力满足这一点。顺应宝宝的要求往往会比拒绝宝宝更让你感到安心。然而这其中可能存在误解：宝宝虽然乐于接受这种方式，但他们的幸福感并不在此。所以，轻抚宝宝的耳朵或许并非是宝宝真正的需求。

宝宝的发育也会影响睡眠

宝宝在刚出生的几年里会成长得非常快。有些发育过程会让宝宝表现出烦躁的一面，并可能导致宝宝出现暂时的睡眠问题。

◎出牙可能会影响到宝宝的睡眠，例如宝宝出臼齿时会有疼痛感。

◎处于哺乳阶段的宝宝可能会表现得很不安，常常夜里会多次找妈妈。

◎6～12个月的宝宝独立性更强，此时你可以不必再为宝宝哺乳。然而这并不代表宝宝和父母之间的关系疏远了，相反，宝宝和父母的关系在不断加强，且宝宝会害怕与父母分离。

◎所谓的第一个反叛期（从15个月开始）同样会给宝宝的睡眠带来新的挑战。尤其在入睡时宝宝会尝试着以"抗拒"的方式来获取更多来自父母的许可，从而赢得新的娱乐方式。

◎宝宝满2周岁时常常会做噩梦，随着宝宝想象力的不断丰富，当他们到了三四周岁时，噩梦也随之变多。

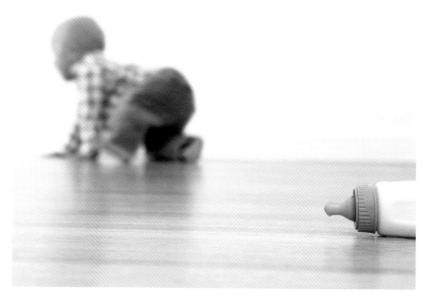

当宝宝感觉有人
在身边时，他的活动范
围和眼界会慢慢扩大。

父母为了满足宝宝所谓的需求，经常会不断挑战自己的底
线。他们也因此进入一种恶性循环：父母顺从宝宝疯狂的甚至怪
异的入睡习惯，直至这种习惯常态化。

当父母感觉神经紧张和筋疲力尽时，他们可能迁怒于宝宝，
甚至动手打宝宝。而这样往往又让父母产生深深的愧疚感，从而
努力补偿宝宝，更长时间地宠溺宝宝，直到自己又筋疲力尽。这
样的恶性循环周而复始。虽然戒掉宝宝的这些坏习惯不容易，但
却可以尝试一下。如何让宝宝戒掉这些坏习惯，请参见第82页。

新的自由

一些宝宝迟迟不肯上床睡觉或睡前一定要父母陪在身边，是因
为他们不想和父母分开。在宝宝的成长阶段，也就是说在宝宝慢慢学
会接受分离，培养更多独立性的阶段，会出现较多的睡眠问题。9个
月以上的宝宝越来越自立，并渴望更多的独立性。他们开始爬，开始
跑，逐渐脱离父母的保护。但从另一方面讲，宝宝的这些新的自由会
让父母感到害怕。当宝宝脱离父母的视野时，谁来保障宝宝的安全
呢？当陌生人接近宝宝时，宝宝会感到害怕：宝宝开始认生了。

　　这个阶段宝宝的探求欲会随着他对身边物品的需求度而发生变化：宝宝距离安全位置越远，他对安全的渴望就会越强烈。

宝宝的安全感

　　这个阶段的宝宝总是反复确认照顾他的人是否在自己身边：他不断寻找他们，朝着他们的方向爬行、跑动，或朝他们喊。要让宝宝知道，父母总是在他们身边，即使父母暂时不在他们的视线范围内，也会很快回来。宝宝了解这些后，若他们在睡觉时仍表现出对分离的恐惧，也是可以理解的。有些宝宝白天可以短暂地离开父母，自己也能够很快平静下来（例如通过摇晃或吮吸的方式）。另外，宝宝熟悉的玩具、围嘴或安抚奶嘴等常陪在他身边的物品也会帮助宝宝克服分离的恐惧。

宝宝受到限制

　　宝宝独立性的发展是一个长期的过程，在宝宝2岁前所谓的第一个叛逆期来临时，他（暂时）的独立意识会达到顶峰。宝宝的抗拒和愤怒通常表明他们想要独立的想法受到了限制。但是宝宝必须不断扩大自己的能力范围。在宝宝和父母的权力之争中，父母认为他们不能总是向宝宝妥协，然而宝宝很多被限制的能力却是他们在这个阶段寻找的立足点。

夜晚的安睡
　　只有当宝宝的安全感和亲近感得到满足时，才能够安心睡觉。

若感觉自己受到了限制，宝宝就会变得不自信，或者会变成一个小暴君，他们想要自己决定由谁哄他入睡，或者含着奶嘴才肯入睡。他们会有很多理由不去睡觉。比如希望被父母多抱一会儿，想再喝口水，还要再去厕所，还有一些重要的事情要说，再次开关灯，或者爬到父母的床上去。在这种情况下父母要表现出温柔但坚定的一面。

若父母童年的经历有负担

除了过度限制宝宝外，还有一系列的原因会引起宝宝的睡眠问题。这些睡眠问题通常会受到父母某些无意识行为的影响。一些父母往往结合他们过去的记忆、经验或感觉来对待宝宝。例如，若父母害怕黑暗或有孤独感时，他们会觉得自己的宝宝也有类似的感觉；若父母童年时常体会到孤独感，那么他们在晚上也不愿意离开宝宝——听到宝宝那边有一点儿响声就会立即过去查看，因为他们不希望宝宝与他们一样恐惧。在这种情况下，宝宝的恐惧感反而会因为父母的行为而显现，其结果是宝宝不能安睡。婴儿和小龄儿童会感受到父母传递给他们的感情——他们在父母那儿寻找安全感。

一些父母经历过痛苦的分离，也许他们童年时在福利院生活，也许他们曾经不得不长时间独自一个人待在医院。现在作为父母他们自然很难接受与宝宝分离，哪怕是短暂的分离——他们并不相信宝宝可以面对这种分离，也不认为这种短暂的分离可以促进宝宝成长，尽管宝宝通过与父母分离可以培养独立性和自信心。如果宝宝在入睡时哭闹，那是他们对父母所表现出的恐惧做出的回应，或者他们察觉到了父母对此缺乏信心。然而这些都源于父母在分离面前错误的暗示，他们有意或无意地表现出了自己

建议

专家建议，父母可以把自己在童年时模糊的恐惧记忆写下来。这样这些记忆会变得更具体，会更少地投射在自己宝宝身上。

对分离的恐惧。

你是否也有这些恐惧？有时和熟悉的朋友聊一聊可能会轻松些。一些儿童咨询处也会提供相应的建议和帮助。若你的情况比较严重，必要时可以进行心理上的治疗，以便你可以从那些痛苦的经历中解脱出来。

宝宝有相似的感觉和需求

众所周知宝宝都非常聪明、敏感，他们能够感受到未解决的冲突从而无法入睡。他们能感受到父母的工作压力，或是父母因他们放弃工作而不开心等这样的事实。宝宝同样可以感受到父母的紧张关系——因教育问题产生的意见分歧以及其他问题而造成的紧张关系。但有时宝宝的睡眠习惯会让父母没有时间和机会去讨论他们之间的问题或冲突——尤其是在宝宝睡在父母床上的情况下。

若宝宝在白天没有得到足够的关怀，那么在晚上他会要求父母弥补他在白天的缺失。因此若父母在白天没有足够的时间陪伴宝宝，那么晚上在宝宝睡觉前父母就应该多陪伴和关注宝宝。

重要

当你无法解决宝宝的睡眠问题时，你一定要寻求专家的帮助。带着宝宝去看医生或去咨询相关部门。若出现以下情况，你一定要参考专家的建议。

· 当你怀疑宝宝的睡眠问题由身体原因引起时。

· 当宝宝的睡眠问题让你和宝宝的关系变得紧张时。

· 当宝宝的睡眠问题已经长期影响你的家庭生活以及你和伴侣之间的关系时。

· 当你的其他孩子得不到足够的关注时。

· 当宝宝的睡眠问题导致你长期睡眠不足时。

常见问题

当宝宝出现入睡问题以及不睡整觉的问题时，父母该如何做？

为了能够快速正确地了解和掌握宝宝的睡眠问题，你需要了解宝宝睡眠的相关知识。

我家宝宝3个月了，每当他在我怀里时会很快入睡且睡得很好，可当我把他放下来时，他会立刻醒来，这是什么原因？

刚出生几个月的宝宝首先进入的是浅睡眠（快速眼动睡眠），宝宝很容易从浅睡眠中醒过来。在你把宝宝放到床上之前，让他尽可能地在你怀里多待一会儿。当宝宝的四肢慢慢向下坠时，说明宝宝进入了深睡眠。当然最好的方法是你在宝宝入睡前就将他放到自己的小床上。

我们的宝宝晚上不愿意睡觉，他总是要求和我们再玩一会儿，并且精力一直非常充沛，但是我们希望他早点上床睡觉，这种情况下我们该怎么做？

你的宝宝大概属于晚睡型宝宝，所以他在晚上会表现得比其他宝宝更有精力。你可以尝试着每天提前15分钟哄宝宝入睡，直到他在你认为理想的时间入睡。相应地，你也应该早些叫醒宝宝，因为宝宝的睡眠需求没有因此而改变。

我觉得宝宝是因为害怕黑暗才会在夜里哭喊，给宝宝安装夜灯会不会有所改善？

可以确定的是，你的宝宝并不害怕黑暗——他从黑暗中出生，在妈妈的肚子里他已经习惯了黑暗。宝宝在3岁时才会对黑暗有恐惧感。夜灯并不会起到任何作用，但是小灯可以帮助你在房间里更好地辨别方向。

我们的女儿（将近1岁半）在入睡前经常在床上晃来晃去，我们在客厅都能听到她的声音。当我们过去查看时，她看起来一副昏昏欲睡的样子，趴在床上，头顶着床。我们如何避免宝宝出现这种现象？

对此你不必采取任何措施。正常情况下宝宝睡前的律动都是无意识的，它是一种辅助睡眠方式——尤其是1周岁以内的宝宝。你需要注意的是，把床铺软，不要让宝宝受伤。

我的儿子（1岁）自上周起就不再按以往习惯的时间睡觉了，虽然一直以来都没出现过任何问题。出现这种现象的原因是什么呢？

宝宝的睡眠需求会随着年龄的增长而减少。也许你的儿子现在并不需要那么多睡眠，你可以适当减少宝宝午睡的时间。如果他白天表现得依然精力充沛，说明他夜里晚一点儿睡也没有问题。若你想更确切地了解宝宝的睡眠情况，你可以为宝宝记录睡眠日记。

我女儿（1岁半）现在已经可以独自入睡了，我担心假期后宝宝又不能独立入睡了。

睡眠环境的变化会使得宝宝提出一些特别的要求。在这些阶段父母允许有例外出现——例如，在假期里、搬家后、入园或在宝宝生病期间。这段时间里宝宝需要额外的亲近感和安全感。若你觉得白天陪伴宝宝的时间不够，不能给宝宝足够的安全感，在晚上你可以陪伴宝宝入睡（暂时）。最重要的是，假期过后你和宝宝可以很快回归到原来习惯的入睡方式中。

在哄宝宝入睡时，对宝宝提出各种要求会让我觉得很为难，原因是什么？

正常情况下为宝宝设定规则不仅仅涉及睡眠问题，也涉及生活的其他方面。有些父母觉得这件事很困难，因为他们的父母很少限制自己。另一些父母害怕与宝宝发生冲突，因为他们来自家教过于严格的家庭或他们无法忍受自己的宝宝哭。无论是什么原因，你应该相信，坚持规则不动摇对宝宝有好处。

自从我和丈夫离婚后，2岁的儿子就一直和我在一起睡，这样可以吗？

家庭的变故，例如父母分离，会让一些固定规则暂时被打破。有些单亲父母或养父母会觉得让宝宝自己睡觉很困难。若父母或宝宝都感觉一起睡觉没问题，那这种方式也是可以接受的。然而重要的是，宝宝不能成为"伴侣的替代品"或者满足父母的其他需要。

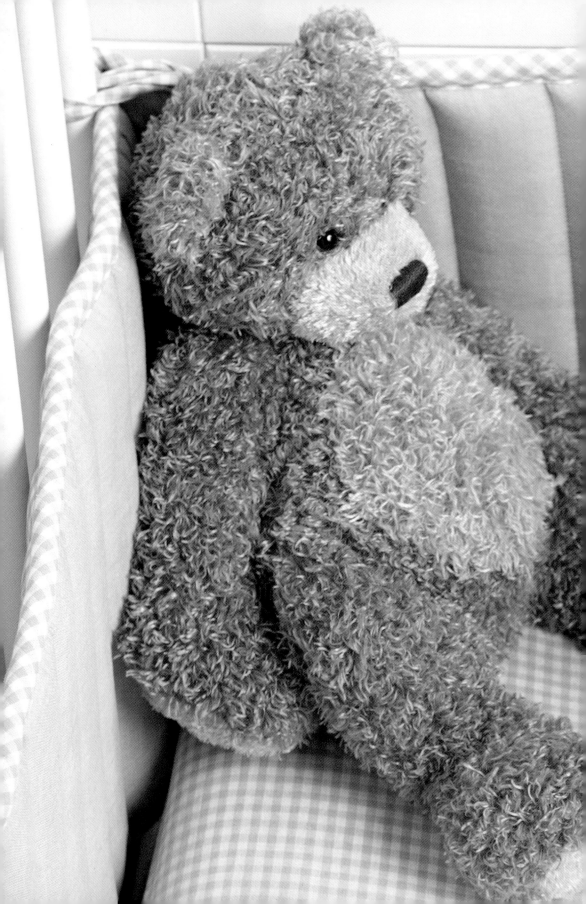

入睡准备

为了让你的宝宝放松地入睡且能够睡整觉，除了给予宝宝关注和安全感外，还要满足其他一些外部条件。

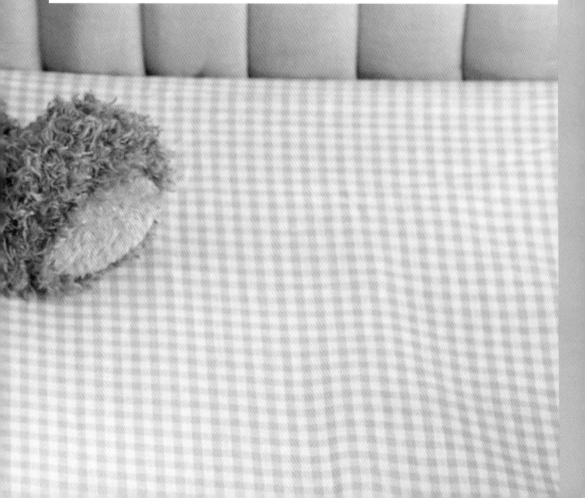

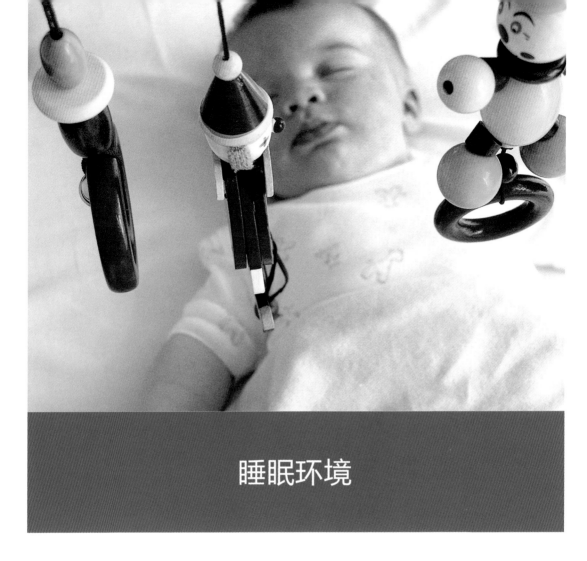

睡眠环境

为了给宝宝的睡眠创造更好的条件，父母必须首先弄清楚很多实际问题。宝宝应该睡在哪儿？是在小床上还是在摇篮里？给宝宝置办床上用品时需要注意什么？睡觉时的安全性也是一个重要问题。另外，很多父母总是担心刚出生的宝宝会出现猝死的情况。

与父母同睡

　　宝宝是否应该和父母同睡，这一直是一个热门话题，无论是父母还是教育人员都分成了两个不同的阵营：一部分人完全拒绝宝宝和父母同睡，另一部分人则认为宝宝和父母同睡不会影响宝宝的发育。不过可以肯定的是，宝宝与父母同睡会影响到父母的夫妻关系以及性生活。在这种情况下，父母要么找时间，要么找空间去寻求二人世界。然而每个父母都应该自己决定是否允许宝宝睡在自己的床上。若父母和宝宝感觉同床而眠很舒心，就满足了同床的条件。

　　尽管如此，父母还是不能忘记，宝宝不在身边的时间里要多多休息，以便恢复体能，这样父母才会有更多的精力去陪伴和照顾宝宝。若宝宝在夜里总是渴望母乳或常常哭闹，那么父母在夜间的休息时间就会很少。

为宝宝哺乳

　　新生儿睡在妈妈身边，可以方便妈妈哺乳，因此新手妈妈会感觉宝宝睡在身边比较舒服。因为她们在夜里不必起床，躺着或半睡着就可以为宝宝哺乳。在宝宝刚出生的几个月里妈妈可以让他们睡在身边。然而待到宝宝断奶时，宝宝很可能已经习惯了妈妈躺着为他哺乳的方式，当妈妈不再用这种方式为他哺乳，宝宝就很难入睡（参见第82页起）。若宝宝总是在夜里要求吃母乳，睡眠特别浅的妈妈就会常常被宝宝打扰而不能入睡，从而睡眠严重不足。若宝宝远离妈妈的乳房，他们会更容易断奶。

建议

　　若宝宝在喝奶时能够在妈妈的怀里慢慢入睡，对他们来说当然是美好的事情。但是你应该让你的宝宝在出生后的几个月就学会在自己的小床上入睡。这样就没有以后再分床所带来的烦恼了。

父母床上的危险因素

一些父母虽然愿意让宝宝睡在他们的床上，但他们时常担心自己会不小心压到宝宝。调查表明，这种担忧完全是没必要的——只要父母没有饮酒和吸毒。父母床上最大的危险因素不是父母，而是枕头或厚被子（参见第37页），它们可能会使宝宝窒息；另外，父母的体温对宝宝的健康睡眠很不利；或者他们可能会用哺乳靠垫或毛巾为宝宝搭建一个小窝。最安全的方式是，在父母床边放置一个室内婴儿车或小床，只有在宝宝需要母乳的时候才把他抱出来。

改变与父母同睡的习惯

随着时间的推移，在一些家庭里宝宝和父母同睡已经成为一种习惯。有些父母为了避免让宝宝独立睡觉的麻烦或者他们不情愿在夜里起床，宁愿牺牲掉一些睡眠时间。你最好从一开始就要知道，如果为了舒服而让宝宝和父母睡在同一张床上，那么随着时间的推移宝宝可能会成为一个持续打扰父母的不速之客。让宝宝改变和父母同睡的习惯，宝宝会觉得特别困难。与父母分床睡，宝宝需要更多的帮助和支持。

在同一楼层睡觉

调查表明，孩子到了入学年龄时，若他们的房间和父母的房间不在同一楼层，他们的睡眠质量会相对差一些。若你和孩子不在同一楼层睡觉，你应注意这一点。

室内婴儿车、摇篮还是婴儿床？

宝宝刚出生的几个月需要的睡眠空间很小，一方面是因为他们身体很小，另一方面宝宝习惯狭窄的空间，因为在狭窄的母体空间里他们感觉很舒服、惬意。一个活动的室内婴儿车、摇篮，甚至一个铺了软垫的草质洗衣篮，与有护栏的婴儿床一样都可以作为宝宝最初的睡觉场所。

活动的室内婴儿车

很多父母在宝宝出生前就憧憬着宝宝能幸福地睡在舒适的婴儿车里。这种婴儿车有一个很大的优点，就是你随时可以把熟睡的宝宝推到你想去的地方。在宝宝刚出生的几个月里，使用这种婴儿车会给母亲带来极大的安全感。宝宝也会觉得很安全，因为婴儿车的狭小空间让他们想到了在妈妈肚子里的日子。

然而随着宝宝慢慢长大，婴儿车对宝宝来说太小了，因为一般的婴儿车大小为50cm×80cm，宝宝很快就会超过婴儿车的大小。这样父母就必须为宝宝置办新床，这无疑会产生新的费用。

摇篮

婴儿摇篮比婴儿车略大。一些婴儿摇篮也装有轮子，可以从一个房间被推到另一个房间。婴儿摇篮的特点——顾名思义——你可以把宝宝放在里面轻轻地晃动，让宝宝安静下来。当你轻推摇篮时，你必须坐在或躺在摇篮旁边，随时准备再次轻推，直到宝宝入睡。有些妈妈担心宝宝以后没有摇篮会很难入睡，这种担心是完全没有必要的。因为超过6个月的宝宝就不再适合睡在摇篮里了，他们必须睡在婴儿床上。宝宝刚刚换到小床上时可能会不太习惯，但是在宝宝入睡时你可以帮他搭一个小窝，给他一个哺乳枕，围一个床帐或唱会儿歌，一般情况下宝宝会很快入睡。

使用婴儿摇篮一定要注意宝宝的安全：无论任何情况下绝对不能忘记，摇篮在宝宝入睡后也可能发生摇晃，尤其是好动的宝宝或大一点儿的宝宝在睡觉时也可能让摇篮动起来，甚至从摇篮中摔落。

建议

若你想节省开支，你可以购买二手摇篮。不仅看不出使用过的痕迹，而且它们也要比新摇篮便宜得多。

婴儿床以及床上用品

许多父母从一开始就让宝宝睡在有护栏的婴儿床里，一方面是出于成本的原因，另一方面也是为了避免将来再去改变宝宝的睡觉场所。婴儿床的选择有很多，这往往会让父母很难做决定。一些质量标识可以帮你更容易地为宝宝找到合适的床。因为婴儿床不但要合你的心意，还要符合一定的质量标准，这样宝宝才能安静、安全地睡在上面，你也可以安心。

升高架

若你在为宝宝哺乳时不想深弯腰，且保证宝宝大一点儿能坐在床上时不会从床上滚下来，你应该选择至少可以升高三倍的升高架，其最高高度达到40cm。

婴儿护栏

你应该选择间距为4.5～7.5cm的婴儿护栏，否则宝宝的手、脚或头可能会卡在栏杆之间。一般情况下你可以卸掉2～3根栏杆，这样宝宝就不必爬上爬下，而是可以直接从卸掉的栏杆处进出，以免发生危险。然而宝宝一旦拥有了这样的"自主权"，就可能随时离开自己的小床在房间里到处跑。因此建议当宝宝大一点儿尝试着从床上爬出来时，父母再卸掉栏杆，否则宝宝早早地就会自由进出自己的小床。

建议

在选择床垫时，你可以选择一面较硬适合小宝宝，另一面稍软适合儿童的床垫，这样可以为你节省一定的开支。

床垫

宝宝需要婴儿床就一定需要床垫。乳胶床垫或硬泡沫床垫都比较适合宝宝，它们尤其适合家里有过敏人员的家庭。无论你选择哪种床垫都可以，但是必须注意，一定要选择不含有害物质的床垫。此外，床垫厚度不要超过10cm，不宜过硬，但也不能太软，宝宝睡在床垫上的下陷不能超过2cm。床的边缘应该很稳固，这样当宝宝站在床垫边缘爬栏杆时，小脚就不会被床和床垫的缝隙夹住。

枕头和被子

宝宝的床上用品应以"少"为原则。例如，你不必为宝宝准备枕头，因为宝宝不需要，另外，枕头可能会导致宝宝窒息。你可以在宝宝头下放置一个纯棉尿布，将其另一端固定在床垫下。专家建议父母不要用羊皮，因为羊皮很难调节温度，会让宝宝感觉过热（婴儿猝死风险，参见第45页）。羊皮适合用在地板上或在冬季里作为婴儿车的防护罩。若婴儿睡袋不够保暖，你可以为宝宝再加盖一个羊毛被或棉花被。绒毛被或羽绒被和枕头一样，也存在让宝宝窒息的风险。另外，它们也不利于宝宝排汗。

婴儿床的理想位置

宝宝刚出生时并不需要独立的婴儿房。白天他们依偎在爸爸妈妈的怀里，父母的视线时刻都不离开他们，因此在宝宝刚出生的几个月里许多父母会把婴儿床放置在自己的房间里。一方面妈妈在哺乳时不必走太远，另一方面当宝宝有什么异样时，父母会立刻觉察到。有些妈妈的睡眠比较轻，甚至宝宝的轻声呼吸也会让她们难以入睡。在这种情况下父母最好把婴儿床放置在另外一个房间。打开房间的门，这样当宝宝哭喊或需要帮助时你可以及时地觉察到。把宝宝放置在哪个房间并不重要，但是你要注意不要把婴儿床放置在靠近外部的冷墙处，也不要把婴儿床放置在通风处、暖气旁或阳光直射处。另外，婴儿床的旁边不应有插座、电灯开关、电线或电灯。

睡眠环境

宝宝的婴儿床是否被放置在冷墙边？是否被放置在比较吵的环境下？这些因素或类似的因素会妨碍宝宝的睡眠。

什么样的房间亮度更适合宝宝？

通常情况下，我们在黑暗的环境中会睡得更好。黑暗可以促进睡眠，其原因在于黑暗中大脑会分泌更多促进睡眠的褪黑素。因此，大多数人会在自己的卧室装上卷帘和窗帘。不过，黑暗对很多人来说还意味着一些可怕的事情。因此许多父母认为宝宝在黑暗中也会感到害怕。

对于大一点儿的宝宝（超过3岁）来说，灯光在其熟睡或入睡时会起到很大的作用。新生儿则不同，他们不惧怕黑暗，因为他们在母体时已经习惯了黑暗。他们的房间里并不需要夜灯。

不得已的情况下，你可以选择带有插头、体积略小的夜灯——使用夜灯仅仅是为了你在夜里可以辨明方向。尽管如此当宝宝睡觉时你还是应该把门打开。灯光在夜间对宝宝的影响相比白天他所听到的噪声要小。

GU出版社建议　　　　　关掉光源！

夜里宝宝的房间尽量不要有灯光，因为灯光对宝宝的感官会产生刺激，会令他保持清醒，很难入睡。对此请你牢记以下建议：

◎ 若房间里漆黑一片，你可以点一个夜灯或者把门稍微打开一些，这样在你夜里进入宝宝房间时就能很好地辨别方向。

◎ 夜里为宝宝哺乳时不要和宝宝说太多话。

◎ 当宝宝在夜里醒来时，一定不要把宝宝抱离床，更不要把他带到光亮处，你可以轻声安慰宝宝。

区分光亮与黑暗

对宝宝来说早些学会区分光亮与黑暗是比较重要的。当宝宝醒着的时候，应该让他感觉到周围是亮的；当宝宝睡觉时，应该让他感觉到周围是暗的。这对父母来说意味着在白天和宝宝玩耍时，应尽量多带宝宝去户外活动，让宝宝接触更多的阳光。晚上尽量不要和宝宝交谈，可以使用灯光（为了哺乳或换尿布），但应将灯光调暗些。宝宝白天睡觉时，你也应该适当地将室内的光线调暗。这样经过一段时间宝宝就会知道，只有在有光的时候他才能做一些事情，只要周围变黑了就什么都不能做了。这些常识有利于宝宝的睡眠。

宝宝的睡眠伙伴

谁会成为宝宝的睡眠伙伴？很多父母会回答：当然是毛绒玩具。所以很多父母会在宝宝的床上放泰迪等玩具。但是要注意，不要在宝宝的床上放置过多的玩具，这样会占据宝宝的睡眠空间。另外，宝宝也应该根据他的喜好有自己的选择。当你带着宝宝出去旅行或宝宝在祖父母、外祖父母家过夜时，要记得为宝宝带上他的睡眠伙伴。旅行时你带的东西越少越好。超过七八个月的宝宝对于分离越来越有意识，此时毛绒玩具可以帮助父母脱身，避免宝宝因为父母的离开而产生睡眠问题。因为这个毛绒玩具——专家把它们称为"睡眠伙伴"——在父母不在的情况下，代替父母给宝宝带去安慰。所以它在一段时间里是宝宝最忠诚的陪伴者，它可以（或必须）被带到任何一个地方。

这一阶段你要注意，不要用新的毛绒玩具替换宝宝喜爱的毛绒玩具，即使它们看起来没什么不同。否则宝宝可能会因为失去心爱之物而非常悲伤。有些宝宝甚至不能容忍他们的睡眠伙伴被拿去清

> **建议**
>
> 要注意室内通风，因此白天时你应该将窗子完全打开，而不是只打开一点儿。

洗，父母一定要注意这一点。

安抚奶嘴等

陪伴宝宝睡觉的不一定总是毛绒玩具。带有妈妈味道（不要有香水味）的手帕、围巾等对宝宝也能起到慰藉的作用。你可以把自己每天戴的围巾放在宝宝床垫的上方。宝宝常用的纯棉尿布也会对宝宝有一定的安慰作用。

若你会手工，可以将一块未加工的丝绸罩在一个羊毛线团上，再把丝绸用细线绑在线团上，让丝巾的四个角垂下来。对一些宝宝来说，这个用丝绸做的小玩具可以作为安抚奶嘴的替代品。它可以锻炼宝宝的抓取能力——当宝宝的安抚奶嘴从嘴里滑落时，他也会自己主动去抓它。

安抚奶嘴对很多宝宝来说都是一个不可缺少的睡眠助手，因为吸吮可以让宝宝得到安慰。但也可能适得其反。当安抚奶嘴从宝宝嘴里滑落时，宝宝会愤怒地哭闹，直到有人把奶嘴塞回到他的嘴里。很多父母的睡眠也因此而无数次被打扰。若你的宝宝已经能够自己找回奶嘴，你可以在宝宝的床上多放置几个奶嘴。如果幸运的话，宝宝可以自己找到一个奶嘴，并且在你还未发觉时又睡去了。

建议

注意：你为宝宝选择的睡眠伙伴应采用自然环保的颜料上色，不能使用人造颜料。

额外建议

让宝宝学会在其他地方也能好好睡觉

对宝宝来说——对成年人也一样——在陌生的地方睡觉会让他们觉得很困难。所以度假对父母和宝宝来说都是一个挑战。因为宝宝总得需要几夜来适应新的睡眠环境。与在家里相比,宝宝在外面需要更多的亲近感和安全感。因此在新的环境里一定要让宝宝感觉到安全、舒适。

◎ 在外旅行以及在外过夜时,一定要给宝宝带上他的睡眠伙伴和安抚奶嘴。

◎ 带上婴儿睡袋。婴儿睡袋可以为宝宝保暖,另外,它也会对宝宝起到提示作用——睡觉时间到了。

◎ 若你能早早地让宝宝适应在外过夜,那么宝宝不但在假期中会睡得很好,在祖父母、外祖父母或朋友家也会睡得很好。

◎ 无论在哪儿,哄宝宝入睡的程序尽量不要发生变化。宝宝的祖父母、外祖父母和保姆也要熟悉宝宝的入睡流程。如果可以的话,在他们的面前演示一下这个过程。

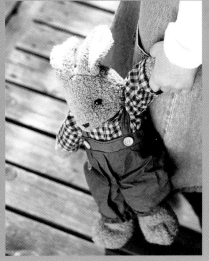

若家里由保姆照顾宝宝,那么对宝宝来说也是一个挑战。父母应该知道,当宝宝和其他人熟悉起来,并能从他们那里得到安慰时,才能由其他人来照顾。当宝宝感觉在他们身边就像在你们身边一样,你才可以离开宝宝享受自己的自由时光。

睡服与室内环境

宝宝是否能睡好还取决于宝宝的睡服、室内的温度和湿度。因为只有既不出汗也不会感觉寒冷时，宝宝才能安静、放松地睡上一觉。

睡服

尿布、紧身衣、婴儿连脚裤，这些在宝宝睡觉时就足够了，不需要更多的衣物。宝宝白天穿的连脚裤晚上依然可以穿，因为宝宝还不会爬，也不会吃东西，因此衣服不会变脏。很多父母在宝宝睡觉前都会为他们换衣服。在夜里为了方便给宝宝换尿布，建议你使用腿部有扣子的成套睡衣裤。夏天若宝宝睡在睡袋里，一件小衬衫或T恤就够用了。即使宝宝生病发烧，也不必为他穿更多的衣服，反而应该让宝宝穿得更少，以免阻碍体内热量散发。

> **建议**
> 棉质衣服对宝宝来说永远都是正确的选择。

GU出版社建议　让宝宝穿暖——但不宜过多

要预防新生儿睡觉时过热，因为它是导致婴儿突然死亡的危险因素。然而宝宝体温下降也是一个危险因素。在睡觉时宝宝首先四肢温度会下降，你可以摸摸宝宝的脚和腿（小腿肚），查看宝宝是否感觉足够暖和。另外，舒适的房间温度对宝宝来说也很重要，它是保证宝宝睡眠质量的先决条件。

必要时，你可以让宝宝戴一个轻质的棉帽，以保持宝宝的身体温度。你也可以给宝宝的后背和四肢涂抹锦葵油或薰衣草油，这样也能让宝宝在夜里保持合适的体温。

睡袋

　　婴儿睡袋有很多尺寸。睡袋顶部剪裁得比较窄，且有两个袖口，因此宝宝不会轻易挣脱它。只有在天气转冷时，你才需要为宝宝增加一个薄被。你可将被子固定在床垫两侧或底部，以免被子罩住宝宝的脸部。

睡帽

　　正常情况下宝宝睡觉时不需要帽子。帽子一般适合新生儿或在较冷的房间里使用，以免宝宝着凉。若宝宝需要帽子，建议你选用棉质帽子或蚕丝帽子。大多数情况下宁愿让宝宝冷一点儿。宝宝的头部通常能够很好地散热——帽子可能会影响到这一点。宝宝过热有猝死的风险（参见第45页），因此你应该尤其注意不要让宝宝过热。最简单的方法是可以摸摸宝宝后颈的温度，最可靠的方法则是摸摸宝宝小腿和脚底的温度。宝宝的皮肤理应较热，但不能有汗。不能通过感受宝宝的手部温度作为监测宝宝体温的方法，因为手部一般会比头部、躯干和腿部凉一些。一般情况下，宝宝在感到寒冷时会大声哭闹，但当宝宝夜里感觉热时他会继续睡，如果宝宝出汗则有可能着凉。

睡眠环境

　　除了合适的衣服外，健康的室内环境也是宝宝睡好觉的前提条件。理想的睡眠温度应在16～18℃。空气湿度应该在60%～70%。若室内湿度在50%左右，建议你在夜里就不要加强采暖了。为了保持宝宝鼻黏膜湿润，防止鼻塞，建议你将湿毛巾放置在热源上方。另外，干燥的空气会让人口渴，所以宝宝常在夜里要求妈妈为他哺乳。在供暖期湿毛巾对于调节室内温

睡袋安全

　　医学人士认为睡袋对宝宝来说非常必要，它可以预防宝宝猝死：柏林的三家夏里特医院自2005年以来为每位新生儿赠送婴儿睡袋。

度比较有效，白天时段也可以在家里放置一些湿毛巾，以提高室内湿度。

和温度同等重要的是儿童房内或卧室内的新鲜空气。在宝宝睡觉前，最好将暖气关闭，窗子完全打开，通风10分钟。

在选择加湿器前，你一定要多做调研。调查表明，一些空气加湿器会把大量的细菌释放到空气中去。

正确的睡姿

宝宝的睡姿对他的安全尤为重要。最新研究表明，仰卧是最安全的姿势。因为俯卧不能让宝宝得到100%的氧气供应——宝宝通常会将刚刚呼出的气体再次吸入。但为了锻炼宝宝的肩部肌肉和背部肌肉（对宝宝后续学习爬行非常重要），在白天宝宝醒着的时候可以让他适当俯卧。

除了俯卧之外，侧卧对宝宝来说也不是理想的睡姿，因为宝宝很快就会将自己调整成俯卧的姿势。为了防止宝宝俯卧，在宝宝侧躺时可以用一些毛巾支撑宝宝的背部，将他的胳膊拿到身体前。另外，每晚都要改变宝宝侧卧的方向。

若宝宝不喜欢仰卧，可以让宝宝在入睡时采取俯卧的睡姿。一般情况下，宝宝在30分钟后才能进入深睡眠状态。等宝宝入睡30分钟后，你可以在不抱起宝宝的情况下慢慢将宝宝转过来，背部朝下。为了避免宝宝把腿蜷曲起来，可以用毛绒玩具或尿布支撑宝宝的腿部。

两个宝宝一间房

当再有一个宝宝后，很多父母都会思考，是否以及什么时候让两个宝宝同睡一间房。很多父母认为让宝宝们分开睡更好，因

采取仰卧的姿势睡觉
对易流口水的宝宝来说，仰卧的睡姿也是最安全的姿势。这并不是说宝宝在这种姿势下更容易吞咽。宝宝和大龄儿童一样有保护性的咳嗽反射。

为这样他们不会吵醒对方，打扰彼此。然而事实表明，小宝宝们在一个房间里可以睡得更好——即使他们的睡眠需求不同。其原因在于，他们不再感觉孤独，很少会想着到父母的床上去，他们会爬到彼此的床上一起睡觉。不要害怕夜晚的喧闹，正常情况下这种吵闹以及宝宝不肯入睡的情况在几天后就会消失，你的宝宝会很快恢复正常睡眠——甚至比以前更好。若你能够参与其中，让宝宝们慢慢平静下来，那么宝宝们就会很快和睦相处。一些有两个宝宝的家庭虽然有两个儿童房，但是父母将一个房间用来给宝宝玩耍，另一个房间作为宝宝的卧室，这样会更好。

睡眠中的危险：婴儿猝死

　　很多父母在宝宝出生的第一年里总是担心宝宝会突然猝死而离开他们。如今猝死的婴儿数量已经大大减少（据统计，在德国2000个婴儿中会有1个婴儿猝死），这主要归功于广泛的喂养宣传以及仰卧睡姿的推广。然而还是有一些父母担心在夜里不能好好保护宝宝，让其有猝死的风险。

原因

　　现在人们了解到，婴儿猝死主要发生在宝宝2～4个月期间。目前医学界对于婴儿猝死的原因尚未完全清楚。然而有迹象表明，婴儿猝死多数是因为宝宝在深睡眠时呼吸功能调节失灵引起的，在这种危险的情况下宝宝没有被及时唤醒。宝宝表面上睡得"太好了"，以致短暂的呼吸困难不能使他们醒过来。但是有一点是明确的，即宝宝猝死责任不在父母。因为即便父母实施了所有的必要措施，也有可能遭遇这种情况。然而

兄弟姐妹喜欢彼此依偎
　　宝宝需要的亲近感也可以从他们的兄弟姐妹中得到。这也是宝宝们同睡一个房间的好处。

每个父母都应该遵守一些基本的简单可行的规则，从而将婴儿猝死的风险降到最低。

风险监测

在20世纪八九十年代很多国家对婴儿猝死进行了调查研究，他们发现，一些宝宝抵抗力很低。其中包括：

◎ 一些经历过生死难关的宝宝，比如难产。

◎ 有呼吸暂停综合征的宝宝（间歇性呼吸）。

◎ 兄弟姐妹猝死的宝宝。

◎ 早产的宝宝。

◎ 习惯俯卧以及采用不稳定的侧卧姿势睡觉的宝宝，或者睡眠环境不符合合理条件的宝宝（床垫、枕头、被子以及室内环境）。

◎ 母亲有吸烟习惯的宝宝以及母亲在孕期吸烟的宝宝。

◎ 父母酗酒、吸毒或社会地位较低的宝宝。

重要：奶嘴带来的风险

有些很受宝宝欢迎的奶嘴也会成为危险因素。因此请注意以下安全防范措施：

◎ 请选用短奶嘴链（最多10cm）。因为宝宝可能被绳子勒住。夜晚一定不能给宝宝用奶嘴链。

◎ 奶嘴的底端一定要比宝宝的嘴部大。若宝宝能把整个奶嘴含在嘴里，你一定要为宝宝换大尺寸的奶嘴。

◎ 在无人看管的情况下，不能让宝宝自己用奶瓶喝奶。因为若宝宝吸得很快很用力，可能会被奶嘴堵住而窒息。另外，瓶子不能代替奶瓶。

预防措施

然而，父母可以采取一些措施减少宝宝猝死现象的发生：

◎ 在宝宝出生后的前半年让宝宝主要采用仰卧的睡姿。

◎ 使用睡袋。若天气较寒冷，可以给宝宝加盖一个薄羊毛被。

◎ 不要使用鸭绒被、羊皮和枕头。使用这些物品会导致宝宝过热。另外被子或枕头也可能盖住宝宝的头部，导致宝宝窒息。

◎ 让宝宝待在无烟的环境中。当你邀请别人到家里做客时，若有人想吸烟，可以要求他们顾及宝宝而到外面去吸烟。

◎ 宝宝出生后的前半年尽量喂母乳。

◎ 在宝宝1岁之前可以将婴儿床放置在你的房间。这样就能更好地照顾宝宝。但不要让宝宝睡在你的床上。

若宝宝是早产儿或由于一些遗传因素而成为危险群体，建议你带宝宝去睡眠观察室对宝宝的睡眠状况进行监测（多导睡眠图），为了更好地监测宝宝的睡眠，必要的情况下可以在家里安装一个家用监视器。

建议

若宝宝由祖父母或保姆看护，你也应该告知他们一些预防宝宝猝死的常规措施。

让宝宝在睡眠中也有安全感

很多父母时常担心宝宝的健康和安全——大多数担心没有必要。以下是常见问题：

宝宝床上的毛绒玩具是否存在让宝宝窒息的风险？

只要宝宝身边没有大型的毛绒玩具且毛绒玩具不是过多，就不会存在任何风险。薄巾（例如，织布尿布）同样也是无害的。

在购买婴儿床时，可参照哪些安全标准？

你在购买婴儿床时可以查看是否有技术监察协会的印章以及GS（安全性已认证）标识。若想购买无毒材料制成的婴儿床，可以选择天然环保的原木婴儿床。还可以自己为婴儿床涂上你喜爱的颜料（自然无害的颜料）。

我觉得我的宝宝在围栏床里显得特别无助，这样的床对于新生儿是不是太大了？

新生宝宝并不一定需要婴儿床，你可以在床头用浴巾或哺乳枕为宝宝搭一个小床。但要把小床的边缘绑在大床上，以免浴巾或哺乳枕盖住宝宝的脸。床尾部分可以用泡沫塑料块将床"缩短"，直到宝宝需要更大的空间。

我的宝宝晚上手总是很凉，是不是他穿得不够暖？

通过宝宝的手的温度很难判断宝宝身体的真实温度，因为宝宝的手总是会凉一些。可以同时摸摸宝宝的脚或身体的其他部位。若宝宝的脚或身体的其他部位也很凉，那就需要让宝宝睡在较厚的睡袋里或再给宝宝加盖一个羊毛被。宝宝手心或脚趾间湿凉属于正常情况。

我的女儿（6个月）在午睡时会大量出汗，她猝死的风险会不会较高？

若宝宝仅仅是在睡觉时易出汗，而平时没有任何典型症状，你就不必为此担忧。也许仅仅是因为宝宝在午睡时穿得过多或室内温度较夜晚高——例如，太阳照射或暖气供应较好。

我的宝宝（8个月）虽然不用奶嘴，但他总是吸吮他的小玩偶，每天早上玩偶都很湿。这样会有什么危险吗？

显然宝宝把这个玩偶当成了他的睡眠伙伴，为了能让自己安静下来，宝宝常常吸吮玩偶。这种现象绝不是因为宝宝很忧虑，事实刚好相反，也许宝宝觉得他的睡眠伙伴在夜里也很孤独。需要注意的是，玩偶的材质应未经过染色和化学加工。

我们2岁的儿子常常在我们没有注意的情况下爬到我们床上。早上我们发现他在我们身边时都很惊讶，我们该怎么办？

只要宝宝只是睡在你们身边而未打扰你们，你就不需要做什么。若你经常早上才注意到宝宝爬上你们的床，事实上可能并不是那么一回事。

是否有必要一直用监视器观察新生儿？

没有必要，这样只会让你显得神经质。你不必一直观察宝宝，这是完全没有必要的。宝宝刚刚出生几个月时，让他睡在你卧室的婴儿床上更好些。这样你可以观察到宝宝的成长变化。最后你会形成一种习惯，即你在睡觉时也能听到宝宝发出的响声并在必要的情况下做出反应。

虽然宝宝（4个月大）每次睡觉时我们都让他侧卧，但是他总会变成俯卧的睡姿，对此我们很担忧，请问这种担忧有必要吗？

事实上并没有明文规定宝宝应该采用什么样的睡姿。因为无论怎样宝宝最后都会采取他喜欢的睡姿。仰卧和俯卧都不是问题。但当宝宝进入深睡眠时，你应将他调整为仰卧的姿势。大约6个月大的宝宝都会自行调整到他喜欢的睡姿。

我的宝宝白天可以睡在婴儿摇椅里吗？这样对他的背部发育是否有影响？

父母有时不得不让宝宝睡在婴儿摇椅里，这让他们觉得很内疚。事实上，宝宝在摇椅或汽车座椅上背部会有些弯曲。若宝宝并非长期或连续几小时在这样的地方睡觉，是完全没有任何问题的。不要让宝宝长期或长时间待在婴儿摇椅里即可。

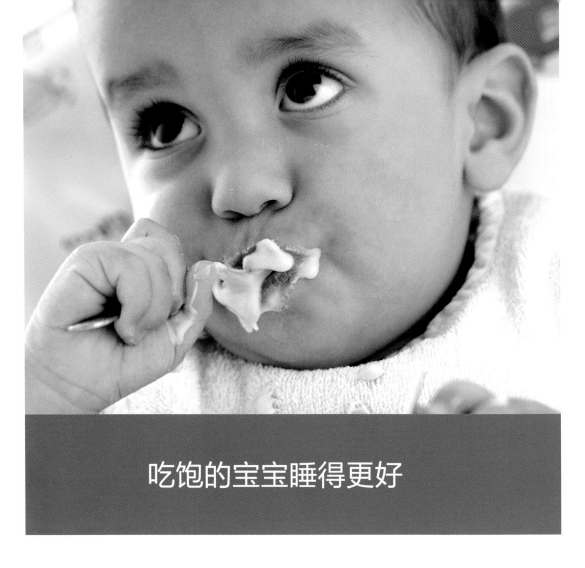

吃饱的宝宝睡得更好

很多宝宝吃了东西会马上睡觉，醒来之后又要求吃东西。吸吮可以使宝宝平静，也会让宝宝像吃饱了（不要过多，参见第52页）一样产生睡意。所以当宝宝吃奶时常常会睡在妈妈的胸前或臂弯里。尤其当吸吮对宝宝来说有些费劲时，他们就会闭上眼睛。你为宝宝哺乳时一定要尽可能地让宝宝处于舒适的状态，这样你也可以享受这段宁静的二人时光。

进餐时间与睡觉时间

宝宝在吃奶时睡觉会让父母和宝宝都觉得很美好、很简单，宝宝对此也会很快习惯，并把睡觉这件事和吃奶联系在一起。只要这个习惯不会打扰父母且也不妨碍宝宝睡整觉，就无所谓。然而通常这种情况或早或晚都会成为问题。因为就像你之前了解到的那样，每个人晚上从一种睡眠状态转入另一种睡眠状态时都会清醒数次。在半睡眠状态时我们会试图弄清楚，是否一切都如我们刚入睡时一样。所以在哺乳后，你要将宝宝在醒着的状态下抱上小床。因为当宝宝夜里醒来发现妈妈不在身边时——尽管妈妈刚才还在——宝宝会非常害怕，从而完全清醒过来，开始喊妈妈。只有再次为宝宝哺乳后，宝宝才会安静地继续睡觉。这种恶性循环会导致妈妈不得不在夜里无数次从沉睡中挣扎起来为宝宝哺乳。

将哺乳和睡觉分开进行

若吸吮已经成为宝宝的助眠方式，你就应该尝试着将哺乳和睡觉分开进行。首先让宝宝吃饱。当宝宝几乎要闭上眼睛时，你需要将他叫醒，并在他清醒的状态下将他放到婴儿床上。

宝宝5～6个月大时，可以在6～8小时内不进食而睡一个整觉。当然只有当宝宝夜里喝奶时，他才会进行一次转换。这种习惯的改变对宝宝是非常有益的，因为放弃夜间吃奶可以让宝宝的尿布长时间地保持干燥，也不至于使宝宝的消化系统负担过重。通过这种方式宝宝的整个身体会得以修复，这能更好地改善宝宝的睡眠。

建议

为了将哺乳和睡眠分开进行，在夜里为宝宝哺乳时，你一定要坐起来，而不能躺着为宝宝哺乳。

当宝宝开始添加辅食时，妈妈会觉得轻松些，因为在夜里不需要再为宝宝哺乳了。当宝宝夜里感到口渴时，妈妈可以喂他一些茶或水——这就足够了。你也许自己也会观察到，当宝宝吃得过多时，他晚上睡得并不好。因为宝宝的身体要负担消化工作，而不能完全用于积蓄新的力量。因此专家并不建议妈妈为了让宝宝睡整觉而将宝宝的最后一餐加量，或将奶粉调得过稠。这样只会增加宝宝的肠胃负担。此外，调查显示，宝宝往往会因为最后一餐吃得过饱而睡眠时间变短。是否按计划或需求为宝宝哺乳对宝宝睡整觉影响很小。

先给宝宝哺乳，然后耐心等待

禁夜食

就人体的需求来讲，夜里是不需要进食的。所以英语里早饭这个词为"breakfast"，即打破禁食。然而这并不适用于新生儿。

将哺乳和睡觉分开进行并非易事，只有少数家庭能够毫无障碍地成功。失败的原因通常在于宝宝已经大了，已经习惯将哺乳和睡觉联系在一起。在这种情况下，可以尝试着将宝宝的用餐时间和睡觉时间错开半小时。在这段时间里，尽量让宝宝保持清醒，让他和你一起做一些事情。可以将宝宝包裹起来，抱着他在房间里走一走——可以让宝宝做很多事情，除了睡觉。例如，给宝宝读故事，讲一些事情或一起听会儿音乐。然后在宝宝清醒状态下将他放到婴儿床上（不要给宝宝奶瓶）。这时所有的食品和饮料都是禁止的。但前提是要确保宝宝没有处于饥渴状态。若宝宝此时要求妈妈为他哺乳，也并非表明宝宝饿了，这只是出于他的习惯——时间久了，宝宝会一直按这个程序入睡。若宝宝为了放松需要吸吮，可以为宝宝准备一个安抚奶嘴，这样宝宝就可以随时吸吮。

按固定的频率为宝宝哺乳

若宝宝在喝奶时已经不再睡觉，那么你要相信他自己同样可以独立入睡。当然前提是宝宝没有处于饥饿的状态。宝宝在刚出生的几个月里每3～4小时就需要一餐——夜里也一样。自4个月起，70%的宝宝就可以睡6～8小时的整觉了。到6个月时，几乎所有的宝宝都可以睡整觉了。若宝宝白天已经吃得足够多，晚上你就不必再为宝宝哺乳了。

有极少数的宝宝会一下就接受这种转变。所以你应该首先确定白天为宝宝哺乳的频率。无论你采取怎样的哺乳频率，有规律的饮食能够帮助你找到宝宝的睡眠规律，这对宝宝的睡眠有积极作用（参见第11页起）。两餐时间最好间隔3～4小时，这样宝宝会吃得相对多一些。早产儿和新生儿的用餐间隔相对较短（每2小时），相应地他们吃得也会少一些。

GU出版社建议　　　　夜间的消化

你一定知道：若你的晚餐吃得过多、过油或太晚，消化的时间会变得更久，有可能直到深夜，这会妨碍到你的睡眠。这个道理同样适用于宝宝。所以如果你希望宝宝睡整觉，晚餐就不要让宝宝吃得过多，也不要给宝宝喂浓粥。若你想让宝宝多吃些，那就将餐食均匀地分配到一天的每餐当中，这样宝宝每餐都吸收同样多的卡路里——前提是宝宝很健康且至少半岁了。

当宝宝在夜晚感官受到的刺激较多时，就会产生另外的"消化问题"，因为宝宝夜间还要进行感官上的消化工作，这同样会影响宝宝的睡眠。这两种情况都会造成宝宝夜里出汗或躁动。

自宝宝三四个月起，你就可以适当延长宝宝的用餐间隔了。可以让宝宝每餐多吃些。若宝宝夜里不觉得饿，你可以在22～24点为宝宝哺乳。在宝宝浅睡眠阶段唤醒宝宝，不要开灯，也不要和宝宝说话。若在此期间宝宝要睡着了，你可以重新叫醒他，直到喂完奶。

和夜餐说再见!

如果宝宝已经习惯了吃夜餐，那你需要改变宝宝的这个习惯。但不能简单粗暴地直接断掉宝宝的夜奶。当你发现宝宝多数时候只是想要吸吮而非喝奶时，你可以给宝宝一个安抚奶嘴作为替代品，也许宝宝会接受它。否则你最好通过慢慢减少奶量来改变宝宝吃夜餐的习惯。比如，你可以用水将奶稀释。这样宝宝吸收的卡路里会逐渐减少，而白天宝宝就会需要更多的奶量。另一种可行的方法是：每晚减少10～20毫升的奶量，若宝宝采用母乳喂养方式，可以逐夜减少哺乳的时间。

当宝宝大一点儿时，可以不断延长宝宝两餐的时间间隔，尝试着每晚延迟15～30分钟为宝宝喂奶。例如，若宝宝每晚2小时要求喝一次奶，你可以在第一晚将喂奶的时间间隔延长到2.5小时，第二晚将喂奶的时间间隔延长到3小时，这样宝宝在1～2个星期就能学会不再吃夜餐。

宝宝夜里口渴?

有些宝宝会在夜里要求喝水，并且俨然成为一种习惯。在这种情况下，你也可以像给宝宝喂奶一样，逐渐改掉夜间喝水的习惯。但如果室内空气过于干燥时，宝宝可能真的会口渴。你要对此采取预防措施（参见第43页起）。

常见问题

如果饥饿让宝宝夜里不安宁……

每个宝宝都是一个独立的个体，因此他们的饮食习惯不同也是可以理解的。然而饮食习惯在宝宝中间还是存在一些普遍规律。

我的儿子（9个月）每晚至少喝两瓶奶。因为他白天进食量很少，所以他晚上吃得多些我会很开心。这种情况下要为宝宝戒掉夜奶吗？

可以理解你担心宝宝吃得不够多。为什么宝宝白天吃得较少呢？那是因为他晚上吃得足够多了。你可以慢慢地用水稀释宝宝的夜奶，以便减少奶中的能量。这样宝宝白天的胃口就会好一些。

我想给我7个月的女儿戒奶。白天的时候都没有问题，但是如果晚上我不喂她，她就会哭个不停。

若你想给宝宝戒奶，应该让宝宝的爸爸来安慰她，哄她入睡。因为宝宝已经习惯你在身边时会为她哺乳，若你没有为她哺乳，她会感觉沮丧和失望。过了戒奶阶段，即使妈妈在宝宝身边而不为她哺乳也不会有任何问题了。

我的宝宝在夜里不要安抚奶嘴，只要奶瓶。我真的应该让他饿着而不给他喝奶吗？

不，如果宝宝在夜里真的感到饿，你就不要突然断掉他的夜奶。你可以慢慢让宝宝戒掉这个习惯，在白天时让宝宝多吃些。

夜里我需要为女儿（4个月）喂两次奶，而我朋友的同龄宝宝夜里已经不需要喝奶了。我是否应该戒掉宝宝的夜奶？

显然你的朋友有一个很会体贴人的宝宝。但坦白地说，正常情况下这个年龄段的宝宝夜里至少还需要1～2餐，因为白天的奶量无法满足他们的需求。你先不必急着为宝宝戒掉夜奶。

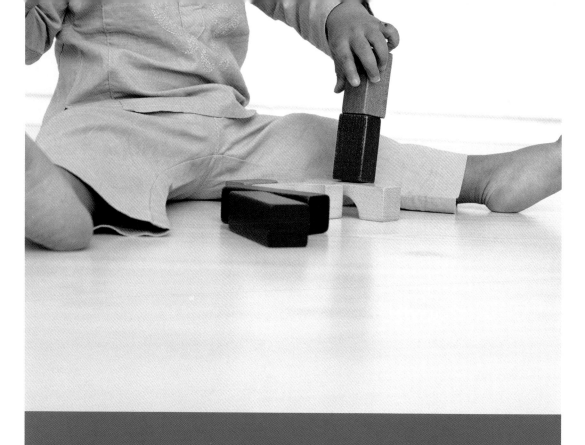

每个宝宝都有自己的睡眠规律

规律的喂养对宝宝的健康和睡眠有益处，规律的睡眠周期和合理的日程安排对宝宝来说也同样重要。大部分宝宝有能力自己找到他们的生活规律——无论饮食还是睡眠。然而一些宝宝在这个问题上需要特别的帮助。这种情况下，父母就要帮助宝宝找到他的睡眠规律。

合理规划宝宝的日常生活

宝宝日间的生活可以为良好的睡眠创造条件。若你和宝宝共同度过忙碌的一天，你就要为宝宝安排足够的休息时间，同时要给予宝宝所需要的亲近感和安全感。这样宝宝在晚上就会很容易平静下来，为夜间睡眠做好准备。调查表明，有规划的、适应宝宝需求的日常生活以及规律的饮食时间和睡眠时间对宝宝入睡和睡整觉都有帮助。假如你每天12点为宝宝哺乳，若宝宝在这个时间哭闹，说明宝宝很有可能感到饿了。

建议

你要合理安排宝宝的日常生活，睡眠、饮食、护理和娱乐交替进行且严格遵守宝宝的饮食时间和睡眠时间。

如何积极地安排宝宝的日常生活

确定宝宝的睡眠规律和饮食规律对年龄越小的宝宝越重要。理想的状态是：将宝宝的饮食规律和睡眠周期联系在一起。宝宝的睡眠周期虽然各不相同，但是大多数宝宝在几周后睡眠时长都会变成3～4小时。对新生儿来说，找到自己的睡眠规律就是一项重要的发育任务。最初这需要父母的帮助——尤其是你想让宝宝的睡眠周期逐渐和家人的日常生活相一致时。若宝宝始终保持规律的睡眠周期，他的安全感也会增加。

宝宝可以适应完全不同的睡眠周期。你可以让宝宝形成这样规律的日常生活：在宝宝睡醒后立即为宝宝哺乳。因为这个时间宝宝已经饿了，他可以真正吃饱。宝宝刚出生的几周里，第一餐后可能会打盹儿，这样他便能从刚才费力地吸吮中恢复体力。接着宝宝会清醒一会儿。这时候的宝宝睡足了，也吃饱了。你可以尽情享受这美妙的时刻，这时宝宝的接受能力也尤其强。你为宝宝换过尿布后可以让他自己玩一会儿，宝宝可以咿咿呀呀地和父母说会儿话，可以和父母共同做游戏，可以到户外呼吸新鲜空气或做操（参见第64页起）。在醒后的1～1.5小时，宝宝可能会再次感到疲乏，既而进入下一个睡眠阶段。一旦宝宝再次醒来，他又会感到饥饿，于是一切又从头开始。

若你能遵守这样的或类似的周期，一方面你可以有规律地满足宝宝最重要的一些需求，另一方面宝宝也不会将饮食和睡眠联系在一起，就不会在你胸前或抱着奶瓶入睡。他入睡是因为玩累了，或者接受了太多的新信息。这时宝宝的小瞌睡是很必要的，因为宝宝醒来之后又有一系列的事情要做，直到他再次进入真正的睡眠。

让宝宝了解日夜差别

明亮和黑暗可以帮助宝宝形成"天然计时器"，这样宝宝能拥有很好的睡眠。因此可以通过调节室内的光线让宝宝感知睡眠状态下和清醒状态下周围环境的变化。例如，宝宝睡觉时（即使在白天）你需要将室内光线调暗；当宝宝清醒时，你可以将光线调亮。白天你应该有意识地和宝宝互动——交流、玩耍和嬉闹要在白天宝宝清醒的时间进行。傍晚和夜里要轻声和宝宝说话，同时你可以抚摩宝宝，为宝宝唱歌，只有在必要的情况下才为宝宝哺乳。

你可以在夜里通过耳语或在略暗的灯光下为宝宝哺乳的方式安慰宝宝，让宝宝知道日夜的差别。夜里为宝宝换尿布时程序不要过于烦琐，也不要玩一些特别的小游戏。通过这种方式小宝宝会知道，在夜里只有饿了的情况下妈妈才会为他哺乳，否则不会有任何特别的事情发生，因此他会觉得夜晚不值得（完全）醒来，这与白天完全不同。宝宝在清醒的时候也应该多接触日光和灯光，应该和父母一起参与日常生活——即便仅仅是少量参与。

宝宝的最佳时光

你的宝宝是早起的"百灵鸟"吗？你要知道，宝宝在早上心情都很好且接受能力很强。所以父母也应该早起，和宝宝共同享受这段美好的时光。而对于"夜猫子"型宝宝来说，他们需要在晚上得到更多的关注。

周期：最好的根基

固定的时间对宝宝来说绝不无聊——事实恰恰相反：固定的时间会给予宝宝温暖和安全。另外，规律的作息时间并不意味着每天都一样。清晰的日常安排可以预防对宝宝的过度刺激，不会将你和宝宝置于压力和紧迫感之下。因为压力和紧迫感只会对宝宝的睡眠起到消极作用。在日常生活的规划中不要忘记安排休息时间。小宝宝白天的节奏是50~60分钟，在宝宝清醒的状态下，注意力集中的时间与放松时间交替进行。如果了解这些，你就能理解为什么宝宝会突然毫无理由地开始哭闹，虽然他刚刚情绪还很好。也许他只是需要安静，想要依偎在妈妈的怀里或想要睡觉。

白天的睡眠

一些父母认为上午、中午或晚上的睡眠都没有夜里的睡眠重要，因此将一些重要的以及很多不重要的约见安排在宝宝白天的睡眠时间里，从而影响了宝宝的睡眠。

GU出版社建议　可以叫醒宝宝，但是要在恰当的时间

即使宝宝的夜间睡眠受到了打扰，在早晨或白天时你也可以唤醒宝宝，因为这样可以让宝宝保持原有的睡眠规律。这会让一些父母觉得很难，因为当宝宝好不容易睡着时，父母都会感到非常轻松开心。但是正是因为宝宝夜里的睡眠时间太短了，在早晨或白天叫醒他才更有必要。

为了对宝宝进行规律的哺乳，你同样可以叫醒睡眠中的宝宝。但重要的是：不要在宝宝的深睡眠阶段叫醒他，否则宝宝会强烈地抗议。可以多等15分钟，在宝宝进入浅睡眠阶段时再去唤醒他。为了让宝宝能够真正清醒，最好在为宝宝哺乳前给他换尿布。

若宝宝不足1岁，尽量不要在他睡觉时唤醒他。

调查表明，有睡眠问题的宝宝白天更需要规律的睡眠。因此在宝宝刚出生的几个月里，在他需要睡觉的时间里你要放弃一切活动。

很多人认为宝宝在白天错过的睡眠在晚上都会补上，事实并非如此：他们通常过度兴奋，这会让宝宝很难入睡。如果宝宝错过了正常的入睡时间，就很难再进入睡眠状态。因为过度疲劳的宝宝很难平静下来，即使他们睡着了也会睡得非常不踏实，好像他们白天睡足了一样。你不要被错误的理论引导，认为宝宝睡眠质量越好，睡眠时间越长，就应该越晚让他上床睡觉。若你的宝宝是早起型宝宝，晚睡则会让他睡眠不足。

午睡

建议
不要将你的约会和活动安排在宝宝睡觉时间。你散步的时候可以让宝宝在婴儿车里睡上一觉。

将近1周岁的宝宝午睡时间会稍长一些，而上午和下午就不再需要睡眠了。为了让宝宝晚上依然能在理想的时间入睡，你尽量不要把午睡时间安排得太晚。若一个健康的宝宝午睡到4点，那么晚上7点的时候他几乎不会觉得疲劳。若父母仍然坚持让宝宝在7点睡觉，宝宝可能会出现反抗情绪。即使父母成功地让宝宝在7点入睡了，宝宝在夜里也很可能会醒来，并且一直不肯再入睡。若你有为宝宝记录睡眠日记的习惯，你需要把宝宝白天的小瞌睡也记入日记当中，这样你就可以非常准确地了解宝宝的睡眠需求了。

宝宝在2～3岁时白天的睡眠需求会越来越少，但是这并不意味着你必须一直陪伴着宝宝。在午睡的时间里可以让宝宝自己在他的房间里玩一会儿，听一听舒缓的音乐或看插画书。

额外建议

宝宝真的累了吗?

疲劳会让宝宝睡得更好,更踏实,然而很多宝宝自己无法确切地知道什么时候该睡觉,因此帮助宝宝找到正确的睡眠时间("睡眠窗口")就成了父母的任务。为了不打乱宝宝的生物钟,你要好好利用宝宝从活跃到安静的转变阶段。同时,为了了解宝宝的生物钟,建议你先观察宝宝2~3夜。大多数情况下,宝宝最疲劳的时间是19~21点,小一点儿的宝宝在18~20点最疲劳。然而每个宝宝都是一个独立的小个体,有自己的特性,因此应该认真观察,寻找宝宝给你的信号。

若宝宝出现以下现象,说明他可能感到困倦了:

◎ 总是反复打哈欠。

◎ 开始吸吮手指。

◎ 做鬼脸或皱眉头。

◎ 身体突然抖动。

◎ 看起来懒散,行动缓慢。

◎ 活动减少。

◎ 四肢僵直。

◎ 目光涣散。

◎ 大喊、哭闹、发脾气。

◎ 不再和你交流。

◎ 想安静地待会儿。

◎ 揉眼睛、摸耳朵。

◎ 在你抱宝宝时,他会伸直身体或拒绝。

促进宝宝睡眠的建议:

◎ 让宝宝在白天玩够了,这样宝宝就容易感觉困倦。

◎ 睡前为宝宝轻柔地按摩或为宝宝洗澡,这样可以让宝宝放松下来,远离白天的喧嚣。

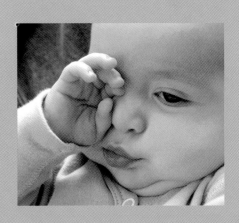

规划宝宝的活动时间

宝宝醒来后，你可以和宝宝做很多事情。但这并不意味着宝宝所有清醒的时间都需要被安排得满满的。当宝宝看着你做家务和工作时，他的感官和注意力也会得到促进：宝宝可以用眼睛看、用鼻子闻，可以抓取不同的物体，可以用嘴吸吮。宝宝完全可以自己玩得很好。例如，宝宝躺在爬行垫上时，他会摸一摸自己的小手，把手指塞到嘴里，喃喃自语，或观察一个玩具等。当宝宝大点儿时，他就可以用玩具，甚至用一块手帕来打发时间了。这时不要干涉宝宝，而是要充分享受这段美妙的时光，因为这时的宝宝也很开心。

> **重要**
>
> 不要对宝宝要求过高！若宝宝转向一边或开始哭闹，说明这些活动让宝宝感觉力不从心了。请重视这些信号。

运动对宝宝有益

除了和宝宝一起玩耍外，你还应该带宝宝进行适当的运动。为了学会爬行和走路，小宝宝的身体已经为他的进一步发育做好了准备。在宝宝进行足够的运动后，他的肌肉得到了锻炼，可以做的事情也变得更多。可以将宝宝放在你的腹部或背部，让宝宝在你的身上自由活动，或者你和宝宝一起做操（参见第64页起）。

宝宝在白天里感到开心满意，晚上会更安静

有规律的日常生活可以让宝宝在夜里表现得很平静，然而这并不意味着你要一直带着宝宝进行日常活动。你在做其他事情时仍然可以让宝宝感觉到你的全部注意力还在他那里。

如果父母双方都需要工作或宝宝的兄弟姐妹需要更多的照顾，这就会让事情变得很麻烦。尽管如此，你还是应该尝试着在宝宝清醒时给他尽可能多的关怀，否则宝宝在夜里就会要求你给

予更多的关注，以弥补白天的不足。宝宝为了让你陪在他的床边，可能每天晚上都会哭闹，或偷偷地爬到你的床上去。

帮助宝宝建立安全感

宝宝在夜里是否会有离别感主要取决于他在白天是否有安全感。一目了然的日常安排、清晰和明确的规则可以大大提升宝宝的安全感，让宝宝有规律可循。但是最重要的依然是充满爱意的关怀和身体上的亲近。必要的情况下，宝宝必须确信他熟悉的人一直在身边，例如妈妈、爸爸或其他人。当然不只是人在身边，心思也要在宝宝身上。只有这样宝宝才能体会到：有人了解并接受他的需求和兴趣以及他的弱点和强项。若宝宝发现这种安全感不在了，他就会大声呼唤妈妈或爸爸，以便确定他们就在身边。

GU出版社建议　　　　襁褓——给新生儿安全感

新生儿通常会很喜欢身体被包裹起来的感觉，这就是所谓的襁褓——一种被广泛使用的照料新生儿的传统方法。这种方法给人的第一印象是限制了宝宝的行动自由，然而实际上它会让宝宝回想起在母亲腹中时的狭小空间，当宝宝的手脚还不受控制或者他烦躁时，襁褓往往会对宝宝起到镇定的作用。同时这样做也会有助于宝宝感知他的身体。另外襁褓对于哭闹型宝宝同样有很大的帮助。但是你要注意，在宝宝发烧时不要将宝宝包裹起来，这样会影响宝宝排热。

宝宝体操课

　　对宝宝来说最好的"运动时光"当然是和爸爸、妈妈一起玩耍嬉闹。在安静的夜晚来临之前，你需要全身心地投入宝宝身上。

　　你也可以和宝宝一起做操——自宝宝第3个月起，做操时间可以持续5分钟，一段时间之后可以延长到10分钟。这对宝宝以后的坐、爬和走都是很好的准备工作。此外，这个操会让宝宝感觉疲劳，同时给宝宝带来很多快乐！

　　若有信号表明这样的练习让宝宝感觉不舒服，或宝宝在做操时不断地反抗，不愿意一起做，在这种情况下就不要再强迫宝宝去做了，因为这件事本应该让你们都觉得很快乐。做操时让室内保持适宜的温度，为宝宝铺上舒服的垫子，因为光着身子或只穿尿裤做运动会让宝宝有更多的活动自由。也可以让宝宝在浴室和儿童房的尿布桌上做操。尽量避免激烈的、突然的运动。宝宝健身操的动作需按照顺序重复练习6次。但是要注意，你需同时锻炼宝宝两侧的肢体，不能只锻炼宝宝一侧的关节和肌肉，从哪一侧开始锻炼并不重要。

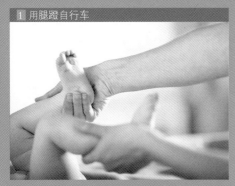

1 用腿蹬自行车

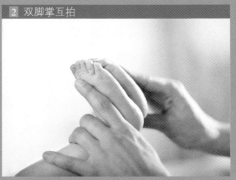

2 双脚掌互拍

让宝宝的腿强壮起来

1 > 让宝宝仰卧。双腿轮流弯曲、
伸展10～20组（右腿弯曲时左
腿伸展，然后相反，与蹬自行
车运动相似）。

2 > 让宝宝的双脚掌轻柔地互拍，
共6组。

3 > 用宝宝的双脚掌轻轻地触碰宝
宝的腹部、胸部和鼻子，共3
组。如果宝宝表现出反抗的情
绪，你需要立即停止。

4 > 通过用手指轻触宝宝脚掌的
方式锻炼宝宝的"抓握反射"
能力。

5 > 用食指按压宝宝的脚背，这
样宝宝的"抓握反射"就会消
失，同时脚趾伸展，这组反射
练习共6组。

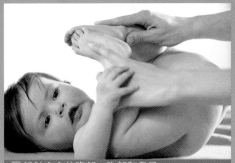
3 轻触宝宝的腹部、胸部和鼻子

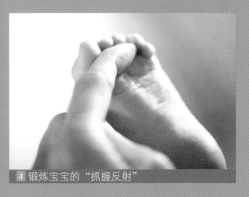
4 锻炼宝宝的"抓握反射"

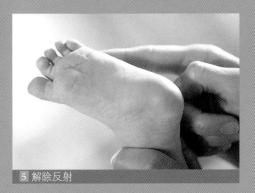
5 解除反射

宝宝体操课

让宝宝的手臂强壮起来

1 ▷ 让宝宝仰卧。将你的拇指放在宝宝的手里，让他可以抓住它们。

2 ▷ 轻柔地将宝宝的双臂弯曲着交叉于胸前，保持这个姿势6秒，然后重复练习。

3 ▷ 轻柔地将宝宝的手臂向两侧伸展，然后将宝宝的双臂举高，让宝宝的双手相互触碰。

4 ▷ 将宝宝的一只手臂伸向一边，另一只手臂放置于胸前，交替进行。

5 ▷ 抓住宝宝的前臂，将宝宝的双手慢慢移向双颊。

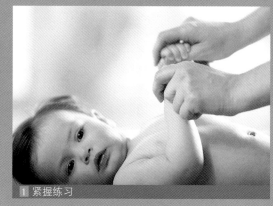

1 紧握练习

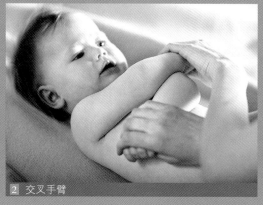

2 交叉手臂

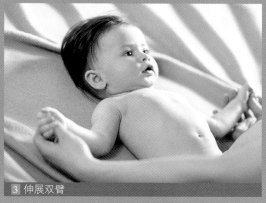

3 伸展双臂

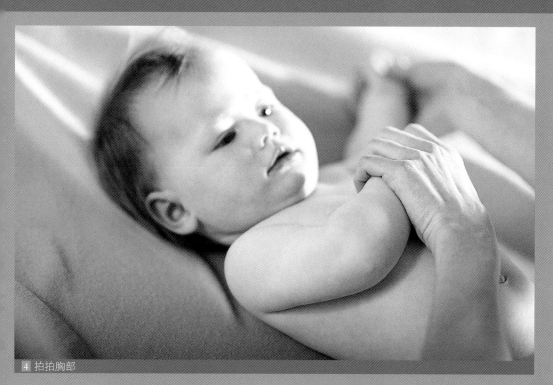

4 拍拍胸部

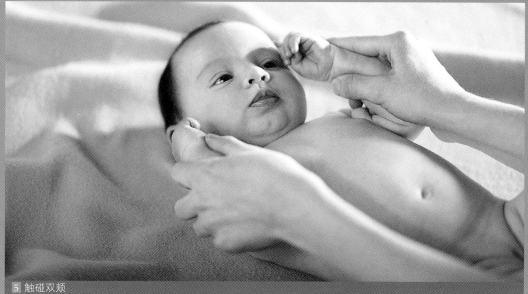

5 触碰双颊

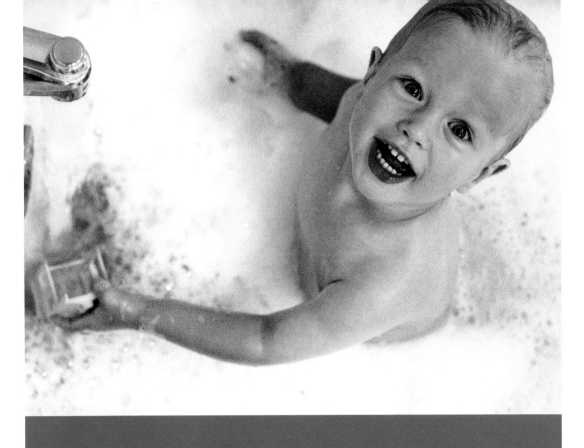

让宝宝拥有良好的睡眠

充满爱意的例行入睡程序是保证宝宝睡眠质量的一个最重要的前提，但常常被忽视。它宣布白天生活的结束和夜晚的来临，它让小宝宝更容易学会和接受从兴奋到平静，明亮到黑暗，清醒到睡眠的过渡。在为宝宝设置入睡程序时你有无限的可能性——只要你遵守一些必要规则，这些例行的程序就能发挥相应的作用。随着宝宝年龄的增长，宝宝越来越多地想共同参与到这些睡眠程序中来，对此你大可接受。通过这种方式每个家庭都能找到适合自己宝宝的入睡程序。

例行程序的作用

例行程序指的是按照一定的流程，并不断重复这个过程，进而使其演变成一种固定的习惯。为了满足这个要求，例行程序必须一直按照相同的模式进行，且由确定的规则和某些重复行为组成，并随着时间的推移使人们越来越熟悉它们。我们大部分人的私人习惯通常是在无意识的状态下进行或由童年时期延续过来的。但是你也可以重新制定自己的一些例行程序——例如在吃饭和睡觉上。

例行程序不仅会在家庭内部起到很大的作用，在社会层面也很重要，比如问候时握手。然而因为很多例行程序现如今已经失去了它们原本的意义，所以一些人对这些程序持批判的态度。另外放弃某些例行程序对于彼此的信任也是一种损失，尤其对于孩子们。反复出现的、可信赖的规则和程序会给孩子们带来安全感。对例行程序的期盼从每天早上开始：你的宝宝希望你用特别的、他所熟悉的方式唤醒他，问候他。你应该让宝宝一整天都按照固定的程序作息，这样宝宝白天的生活便可以有规律，且宝宝会对周围充满信任和安全感。

例行程序促进宝宝的成长

宝宝熟悉的程序会给宝宝以亲近感、安全感、信任感和宁静感，让宝宝觉得自己被关注，并让他拥有明确的时间导向。

受欢迎的程序

让宝宝按照固定的程序入睡会让他们觉得睡觉很容易。若宝宝了解了这些程序，且总是按照这些程序入睡，说明他很清楚这一天结束了。另外，宝宝会等待这些程序引导他上床睡觉。这与吃饭一样，当餐具叮当作响，香味传到鼻子时，每个人都知道：很快就要吃饭了。有时我们甚至会馋得流口水。所以晚上入睡前的例行程序也是这样：宝宝活动的欲望变弱了，开始打哈欠，慢慢放松下来，他很清楚接下来要做什么。虽然重复的姿势和动作会让成年人觉得很无聊，但是这些熟悉的流程却可以让小宝宝平静下来，它们会让小宝宝觉得一切如常并安静地进入睡眠状态。宝宝总是能清楚地知道接下来会发生什么——这会让他有安全感。

所以，通常小宝宝会非常注意观察是否一切都"正常"进行。例如，你必须用同样的方式为宝宝唱催眠曲；照本宣科一样读故事；在浴室洗澡时也应该和平时一样；宝宝的毛绒玩具必须放在老地方。

如何为宝宝设置入睡程序？

为了成功地为宝宝设置入睡程序，你既不能完全依靠自己的想象，也不该设置过于烦琐的程序。重要的是一直按照同样的过程进行或者至少没有太多变化。父母是否实施相同的入睡程序，对宝宝来说无所谓。只要哄宝宝入睡的是宝宝熟悉的人，他们是允许爸爸、妈妈在入睡程序上有所不同的。

你要考虑到，这些例行的入睡程序可能要不断重复地持续几个月，所以你在设置这些程序时一定要注意，不要让它们影响整个家庭的生活，保证其他家庭成员不会因此而受到干扰。所以这些入睡程序不应该过于烦琐，时间也不宜过长。若你已经开始实行较长、较烦琐的入睡程序，建议你逐渐简化这些程序。

宝宝越大，入睡程序所花的时间也会变得越长。如果新生儿需要10分钟，大一点儿的宝宝可能会需要半小时——首先要讲一个宝宝非常喜欢听的睡前故事。但是入睡程序不可以过长，时间长了宝宝的睡意会逐渐减弱或让宝宝觉得过度疲劳。

准备工作

一般情况下，例行的入睡程序都是在自己家里进行，但当你带宝宝出去旅行，或宝宝在朋友家、祖父母家、外祖父母家过夜时，宝宝熟悉的物品以及惯用的程序会帮助他平静地入睡。而像嬉闹、搔痒、蹦跳或摔跤这样的活动不适合在晚上进行，你可以下午或周末带宝宝做这样的活动。否则宝宝在晚上会过于兴奋而不能平静入睡。收音机或电视机对小宝宝影响很大，因此白天只有在极特殊的情况下或你在场的情况下才能打开收音机或电视机。在睡前它们一定会干扰宝宝的睡眠。

情感上的安全感对于宝宝的睡眠质量也起到至关重要的作用，因此在睡前你要为宝宝创造一个安静和谐的家庭气氛：新生儿就已经很敏感了，若父母之间发生争吵，宝宝会很难平静下来。当宝宝大一点儿时，在睡前你可以用适合宝宝年龄的方式和宝宝解决冲突。即使你和宝宝之间的气氛很紧张，在宝宝上床睡觉之前你也要和宝宝握手言欢。不要因为想要惩罚宝宝而省去应有的入睡程序。若宝宝磨蹭着不肯睡觉，你可以给他读一个短故事或唱一小段摇篮曲。无论如何要让宝宝的一天在愉快中结束。

建议

这些例行程序一定要符合宝宝的年龄。你可以和宝宝一起商量，可以适当参考宝宝的想法。

不同的入睡程序

还不确定晚上宝宝的入睡程序该是什么样吗？作为父母你只要知道如何让宝宝放松就可以了：

◎ 摇篮和婴儿秋千可以让新生儿在晚上平静下来。

◎ 洗澡和抹油会让宝宝产生困倦感。此后的按摩会让宝宝更加放松，同时也会帮助父母忘掉一天的紧张。另外不要忘记亲吻你的宝宝。

◎ 在睡前一定要给宝宝更多的关爱，让宝宝体会更多的亲近。新生儿尤其喜欢躺在妈妈或爸爸的臂弯里。即使是大一点儿的宝宝在晚上也喜欢依偎在父母的怀里。为了不让宝宝习惯以这样的方式入睡，在你抱宝宝时，一定要远离婴儿床，然后在宝宝清醒时将他放到婴儿床上去。

◎ 将洗漱作为游戏加入晚上的入睡程序中来。例如在宝宝洗漱时，你可以用一个布玩偶讲故事，这样可以避免令人厌烦的讨价还价。

摇篮曲

宝宝越小，在睡前越是需要摇篮曲。即使你觉得自己的歌声并不那么动听，但宝宝会非常喜欢听，因为你的歌声在向他传递爱、信任和柔情。简单的曲调、押韵的歌词以及缓慢的节奏可以对宝宝起到催眠和镇定的作用，你可以根据自己的判断和宝宝的喜好来选择歌曲。妈妈的歌声是CD光盘无法取代的。若你真的不想自己唱摇篮曲（适合小宝宝的摇篮曲参见第74页），可以哼一首歌曲，把歌词当成小诗朗诵出来，或者至少你可以跟着CD一起哼歌。

手指游戏以及诗歌同样适合哄宝宝入睡（相关建议参见第120、121页）。

GU出版社建议
冥想音乐

特殊的冥想音乐可以让不安静的宝宝平静下来，是让宝宝放松的辅助方式，当然前提是爸爸或妈妈在宝宝身边。它可以让宝宝远离白天的喧嚣，给父母和宝宝带来平静。正因为如此，聆听冥想音乐可以作为宝宝的入睡程序之一。

有关节奏

在给宝宝唱歌期间，你可以用不同的方式有节奏地轻摇宝宝，这样宝宝就可以放松下来。你在为宝宝设置入睡程序时可以参照以下建议：

◎ 让宝宝躺在你的怀里或吊床上，轻轻摇晃宝宝。

◎ 和宝宝一起坐在摇椅上慢慢摇。

◎ 把宝宝放入婴儿背巾或婴儿背袋中，在房间里以自然的节奏来回走动。

◎ 有节奏的抚摩和按摩可以使宝宝平静下来。

睡前故事

当宝宝大一点儿时，睡前故事就会成为宝宝入睡程序中不可缺少的一环。宝宝刚出生时，你就可以考虑在睡前为宝宝讲故事。当宝宝大一点儿时，睡前故事就成了理所当然的事。但你要注意，宝宝睡前不适合听紧张的、令人恐惧的故事。简单易懂的故事最适合睡前讲给宝宝听——否则宝宝会越来越清醒。许多宝宝喜欢妈妈将白天发生的事情以另一个孩子的角度讲述一遍，这样宝宝会开心地入睡。

建议

若你的宝宝语言能力已经发育到一定程度，你就可以和宝宝交换角色，让宝宝为你讲睡前故事，或者你和宝宝轮流编故事。

重复同一个故事?

睡前故事会对宝宝语言的发展起到促进作用。当宝宝总是反复要求听一个故事时，你不要觉得惊奇，即使这样做你会觉得很累：你会发现，宝宝听得非常仔细，当你有个词讲错时他会立即纠正你。当宝宝已经可以讲出"他的故事"的每个细节时，他会要求听新的故事。然后一切又重新开始，你会在一段时间里反复地给宝宝讲这个新故事。

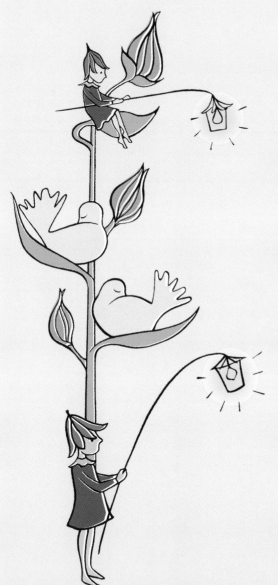

小花儿，它们睡了

小花儿，它们睡了。
在月光下，
它们点着头。
在花茎上，
花枝摇晃，
犹如在梦中低语。

睡吧，睡吧，
快快入睡，我的小宝贝。
小鸟歌唱
在甜美的日光里，
它们休息了，
在它们的小巢穴里。
田地里的蟋蟀
述说着自己的渴望。
睡吧，睡吧，
快快入睡，我的小宝贝。

瞌睡神悄悄地来了
透过小窗查看，
是否还有哪个小宝贝
不肯上床睡觉。
若被他发现，
他会向宝贝的眼睛里扬沙子。
睡吧，睡吧，
快快入睡，我的小宝贝。

作词：安顿·威廉姆·冯·促卡马格罗
作曲：海因里希·伊萨卡

瞌睡神

瞌睡神，瞌睡神，
很快就到时间了！
我们晚上才见过，
在每个宝宝入睡之前。
你一定还有时间。

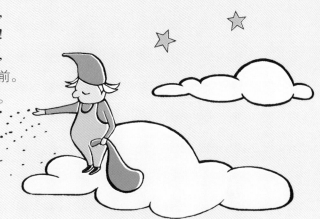

宝贝，亲爱的宝贝，
我们已经玩够了。
现在快快睡觉吧！
美美地睡上一觉，
我也想去休息了。
祝你晚安。

作词：瓦尔特·克隆巴赫
作曲：沃尔夫冈·里歇尔

拉雷路

拉雷路，只有月亮上的人在看，
当大宝宝在睡觉时，你也就睡了。
拉雷路，床前有一双小鞋，
它们现在也很累，想要休息。
瞌睡神也会来，
围绕着房子轻轻地走，
在他的梦里为你找到最美味的食物。
拉雷路，成千上万的星星看着我们，

把我们带入梦的国度，你也睡了。
拉雷路，闭上你的眼睛，
是的，它们已经很累了，想要休息。
拉雷路，我和你一样疲倦，
我跟随你进入梦的国度，共唱拉雷路。
拉雷路，闭上你的眼睛，
是的，它们已经很累了，想要休息。

词曲：海诺·咖泽

针对不同年龄段宝宝的入睡程序

下面我们将列举两个例子，分别针对不同年龄段宝宝的入睡程序。你可以从中获取灵感并接受适合你日常生活的元素。

新生儿的入睡程序

若宝宝喜欢洗澡，你就可以每周一两次地把洗澡当作宝宝的入睡程序准备工作。接下来你可以多花些时间为宝宝铺尿布，并充满爱意地为宝宝按摩（参见第78页起），然后再为宝宝哺乳。这时房间的光线应该已经有些暗了。在抱宝宝以及和宝宝做游戏之前，你可以背着宝宝在房间里来回走动。你们可以彼此依偎一会儿。同时为宝宝唱首摇篮曲，轻声地朗读一首小诗或仅仅祷告。然后将宝宝放在婴儿床上，让他以仰卧的姿势躺在他的睡眠伙伴旁边。再次抚摩宝宝的小脑袋和身体，然后和他道晚安，祝宝宝好梦。之后你就可以离开宝宝的房间了。

如果你感觉宝宝需要更长时间的入睡程序，你可以在将宝宝放入小床之前把他抱在怀里轻轻摇晃。床边放置一个音乐闹钟，它可以帮助不平静的宝宝，宝宝大一点儿后便可以自己摆弄闹钟（给闹钟上发条），但重要的是，入睡程序每晚都应该按照固定的模式，并且在同一时间进行。这样这些例行程序就会发挥它们的作用，给予宝宝所需要的安全感，因此宝宝就可以安睡了。

小宝宝的入睡程序

对小宝宝来说丰富多彩的一天是最好的入睡准备。在宝宝1岁末时你需要开始适应宝宝在入睡程序中的特殊需求，也许是和爸爸、妈妈嬉闹和玩耍，那么晚上你们就可以共同安静地吃晚饭了。在你打扫房间之前，你们可以一起玩一会儿。在宝宝自己玩

建议

第63页描述的襁褓也可以作为入睡程序的一部分。

耍期间，尽量不要总是去打扰他。到了睡觉的时间，你应该告诉宝宝，现在不能再玩了，需要马上睡觉。要帮助宝宝结束游戏。在宝宝洗漱之后，帮他穿上睡衣。接着又到了彼此甜蜜依偎、唱歌、讲故事的时间了。

白天对于宝宝意味着什么？

大概从宝宝2岁起，他们都喜欢把白天经历过的事情再次回忆一遍：今天发生了什么？什么事情让你和宝宝都非常开心？在哪儿遇到了困难？在回忆白天发生的事情时，你需要在最后谈到好的方面。这样就为宝宝解决了烦恼和问题，他会觉得一切都会变好。这对于安静、放松的睡眠很重要。当你们看到窗外已经暗下来时，宝宝就要和他的玩具告别，并道"晚安"。接着你要关掉房间的灯，把宝宝放到装有毛绒玩具的小床上。你一定要在宝宝还醒着时，充满爱意地和宝宝告别并离开宝宝的房间。

随着宝宝年龄的增长，他越来越想和你共同决定晚上的入睡程序。你可以考虑宝宝的建议，但是不能让入睡程序变得越来越长。在宝宝提出愿望和要求时，你可以让宝宝将一个愿望替换成另一个愿望，而不要答应满足他的所有愿望。当宝宝到了入学年龄时，他可能已经有了自己的入睡程序，你也一样。也许他在睡前会听音乐、听故事或读书。

> **建议**
>
> 当宝宝还很小时，你可以给宝宝讲讲过去发生的有趣的事情。很多宝宝都非常喜欢听这样的故事。

为宝宝按摩

按摩可以使宝宝放松，因此按摩可以更快地让宝宝入睡。你可以用不同的方式为宝宝按摩：轻柔地或带一点儿轻微的压力，从肩部开始或从脚掌开始。最重要的是，你要仔细观察宝宝的反应，观察如何按摩会让宝宝更舒服。让他引导你，告诉你按摩哪儿，用多大的力度按摩以及按摩多久。并不是所有宝宝都喜欢随时被频繁触摸，所以建议你从按摩手脚开始。

在进行以下方式的按摩时，你也要注意宝宝的反应。因此你应该事先通读按摩说明。按摩宝宝的手臂和腿部时，一定要从肌肉的开端到肌肉的末端（越来越远离身体）。背部的右边按顺时针方向按摩，背部的左边按逆时针方向按摩，腹部用顺时针方向按摩，最后从身体的远端向中间按摩。

腹部及背部按摩

1. 让宝宝平躺。用拇指和食指温柔地揉搓宝宝的手指，每个手指2次。

2. 用拇指以顺时针方向在宝宝的手心画圆圈。

3. 从肩部到手部慢慢揉搓宝宝的手臂。

4. 用拇指以轻柔的压力按顺时针方向在宝宝脚掌上画圆圈，每个脚掌10圈。

5. 用一只手撑住宝宝的脚，另一只手按照从大腿经小腿肚到脚部的顺序轻抚宝宝。反复3遍之后开始按摩另一条腿。

6. 慢慢将宝宝转过来，调节成俯卧的姿势，从肩部按摩到臀部。然后再从臀部按摩到肩部。

7. 用双手轻轻按摩宝宝的臀部。

8. 用左右手交替着按摩宝宝的背部两侧——按照从肩膀到臀部的顺序。每侧3次。

9. 用一只手从宝宝的背部按摩到臀部，另一只手放在宝宝的肩部，然后重复以上动作。

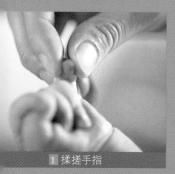

1 揉搓手指

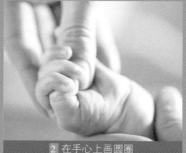

2 在手心上画圆圈

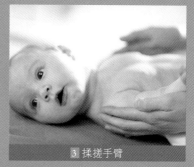

3 揉搓手臂

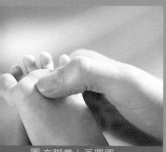
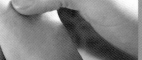

4 在脚掌上画圆圈

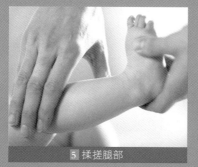

5 揉搓腿部

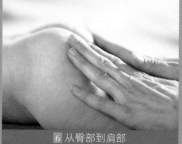

6 从臀部到肩部

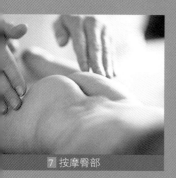

7 按摩臀部

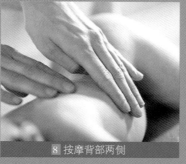

8 按摩背部两侧

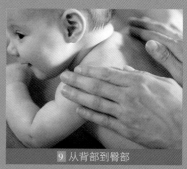

9 从背部到臀部

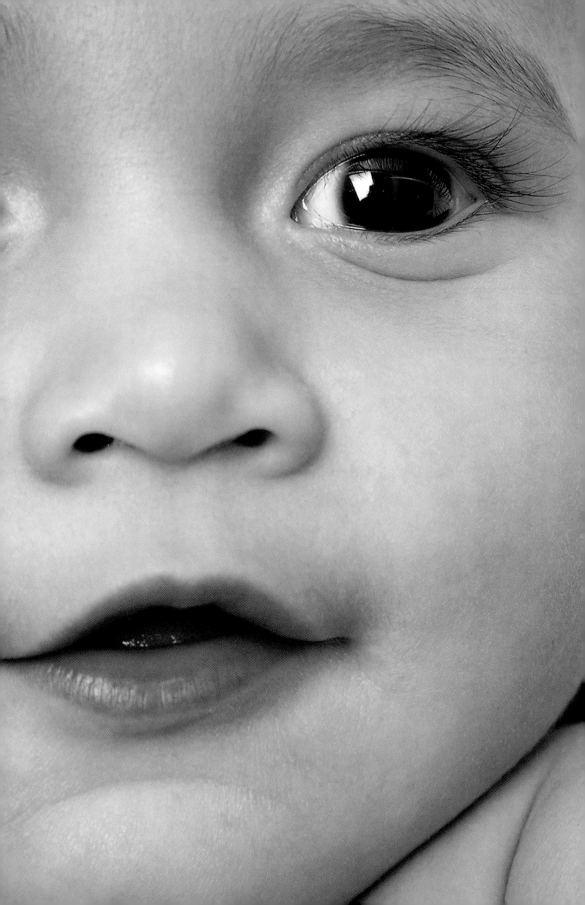

安静的夜

为了让宝宝快速入睡和睡整觉，你应该知道宝宝真正需要什么，以及哪些不必要的习惯会使宝宝的睡眠变得很困难。

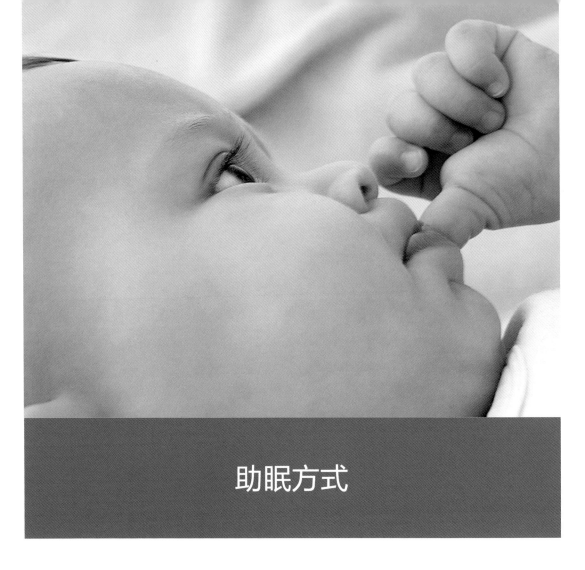

助眠方式

宝宝在入睡时真的需要帮助吗？答案显然是肯定的。尽管每个健康的宝宝都可以独立入睡，不需要父母的帮助——虽然没有父母的帮助他们会觉得缺少点什么。然而还是有很多宝宝习惯在父母的帮助下才能够入睡。宝宝和父母的大部分睡眠问题原因就在这儿：因为睡整觉的宝宝和不睡整觉的宝宝一样，都会在夜里多次醒来。通过学习，他们可以再次独立入睡——无论白天还是夜里。他们有自己的入睡辅助方式，例如毛绒玩具、安抚奶嘴、口水巾或他们的大拇指。你需要帮助宝宝早日学会当你不在身边时他也能独立入睡且能有安全感，这样即使他们在夜里醒来，自己也可以再次独立入睡。

父母的帮助

大部分睡眠问题都是因为宝宝将睡眠与他的某种期待联系在了一起，而这种期待是他自己无法实现的，虽然如此，他却习惯了这种期待。例如，有的宝宝总是希望睡觉时有人轻摇他，这样他才能慢慢地入睡——当然在夜里他醒来时也一样。有的宝宝只想在妈妈的胸前入睡，因为他认为入睡、吸吮和妈妈身体的温度是联系在一起的。宝宝可以习惯所有的事情并把所有的事情都和睡眠联系在一起。例如：

◎ 在他睡觉时，让爸爸抚摩他。

◎ 一直扯着妈妈的耳垂，直到睡着。

◎ 汽车或婴儿车的噪声和摇晃可以让宝宝快速入睡。

◎ 和妈妈在训练球上一同摇晃可以让宝宝入睡。

当然还有很多例子表明宝宝需要在父母的帮助下入睡。你可以使用这些方法，也可以有一些变化。很少有父母喜欢这些解决方法，因为这些方法中大部分比较浪费时间且很容易让人烦躁。另外，需要补充的是：宝宝越大，入睡程序越容易变得冗长，因为宝宝随着年龄的增长对助眠方式的要求会更多。宝宝会越来越长时间地大声哭喊，直到他达到目的。

建议

　　助眠方式是重要的，也是正常的。但是你不应该把它们和某人联系在一起，这样你的宝宝会变得不独立。

习惯效应

宝宝的习惯是如何形成的呢？大多数宝宝的一些习惯，起初父母都觉得没什么，不会有什么害处。例如，新生儿在哺乳时入睡。这在宝宝刚出生时是非常普遍的现象，很正常且很实用。另外很多父母喜欢看到宝宝吃饱后满足入睡的样子。在宝宝刚出生的几个月里，让宝宝在哺乳时入睡非常实用，因为这样可以不费力地为宝宝哺乳，宝宝也会很快入睡。若宝宝和父母睡在一张床上，母亲甚至可以一直躺着，且能很快地再次入睡。然而也有一些父母发现如果他们抱着宝宝来回走，宝宝会不哭不闹地入睡。

父母的创造性

若为宝宝哺乳或抱着宝宝都不能使宝宝停止哭闹，父母就会非常绝望地寻找让宝宝尽可能快速入睡的方法。通常会想到的办法是：父亲在傍晚推着婴儿车在家附近散步，或母亲在房间里抱着宝宝来回走，同时不停地轻摇宝宝。这样宝宝就不会再哭闹，能够（看似）满意地入睡。当然让宝宝快速入睡是父母最关心的问题。这样成功地将宝宝哄睡后，接下来的几天你也会用同样的方法哄宝宝入睡——直到宝宝习惯了这种方法。然而这不仅仅对父母来说成了每天例行的程序，宝宝也会将睡觉与某种期待和想象联系在一起。对一些宝宝来说哺乳和睡觉是一体的，而另一些宝宝则将睡觉和妈妈的怀抱联系在一起。当然也有一些宝宝在睡前喜欢做一些刺激性的活动：他们想坐汽车、婴儿车，或者在怀里、蹦蹦球上被晃来晃去，直到他们入睡。若例行的活动、物品或人物不在了，宝宝就会抗议。通常父母会感到筋疲力尽。最后父母会认为，自己的宝宝不能通过其他方式入睡。随着入睡程序的不断反复，宝宝慢慢习惯了这种潜移默化的入睡方式，这就阻碍了宝宝学习独立入睡的能力。宝宝独立入睡的能力从何而来？宝宝或早或晚都会拥有这种能力，因为这种费力的助眠方式也不能一直被使用下去，即使是最有耐心、最有责任心的父母也没有精力一直坚持下去。让宝宝学会改变入睡习惯是必须的。因为改变习惯也需要毅力。

睡整觉：没有可能

有些父母在宝宝没有要求的情况下依然坚持进行烦琐的入睡程序。这种事情可能经常发生。理论上如果宝宝在睡眠中"没有完全醒来"，当他们需要妈妈的怀抱和爸爸的拥抱时，他们通常比独立入睡的宝宝更容易完全清醒过来。原因是什么？

GU出版社建议　　　　顺势疗法

据估计在我们这儿（德国）有超过五分之一的宝宝需要安眠药或镇定药。父母们迫切希望宝宝有个好睡眠，必要时他们借助一些传统医学的药物也是可以理解的。然而安眠药和镇定药并非是让宝宝睡好的方法。因为宝宝依然不能学会好好睡觉，只是暂时变得安静了。另外，事实证明，所谓的安眠药物只能对睡眠问题干预一段时间，不能起到长期治疗的作用。

然而顺势疗法可以帮助宝宝克服入睡困难，并解决宝宝不睡整觉的问题。

非常简单：因为宝宝需要父母帮助才能入睡，宝宝夜里醒来后会查看是否一切如常——而他们发现的状况往往不是这样！刚才他还躺在妈妈的怀里，现在妈妈不在身边了，也不再有人轻摇他，让他舒服地入睡了。现在他自己孤独地躺在床上：肯定有什么不对的地方。

你可以想象一下：你以为你的伴侣在你旁边睡着了，夜里当你醒过来时发现你是一个人，发生了什么？因为迷茫会让你立刻清醒过来并开始思考，到底发生了什么，还是自己在做梦？也许你会起床找你的伴侣，直到找到他并要求他跟你解释清楚。宝宝会有同样的感觉并开始哭喊，直到有人来到他身边并让一切恢复到睡前的情形。为了再次入睡他需要父母重复他习惯的入睡程序。

随着时间的推移，入睡变得越来越困难

在宝宝入睡后才将宝宝放到床上，还会导致另外一个后果：为了避免自己再次一个人迷茫地、恐惧地醒来，宝宝会特别注意，他会想方设法让这种情况不再发生。其结果是宝宝更加难以入睡且不愿意让自己进入深睡眠。只有在妈妈、爸爸的陪伴下，或只有当父母运用了"技巧"后才能睡觉，这不仅仅在晚上让父母觉得头疼，宝宝在白天入睡时也需要同样的入睡程序。这样宝宝就很难睡整觉。依靠父母入睡对宝宝和父母都不利。实际上宝宝都可以独立入睡，而且这样对他们很有好处。所以，你要帮助宝宝发展独立入睡的能力，开始得越早，越容易被你和宝宝接受。

建议

"肯定有什么不对的地方。"你不要让宝宝产生这样的感觉，否则到了睡觉时间宝宝会仍然不想入睡。所以只有在极其特殊的情况下才能为宝宝换床。

宝宝的能力

若宝宝在入睡时需要父母的帮助，说明宝宝还没学会根据睡眠需求入睡，总是开小差想到白天发生的事情：他们缺少自我调节的能力。然而，大部分的新生儿已经可以发展这种能力了。只是一些宝宝（例如爱哭闹的）需要更长的时间来学习且需要父母特别多、特别贴心的帮助。

自我调节

自我调节能力的培养被看作宝宝早期最重要的发育任务。它是宝宝学会处理沮丧和失望情绪的前提。若宝宝缺少自我调节的能力，他会把睡眠作为必须由外部引导的一种状态，而自己却无法完成。若你的宝宝拥有了符合其年龄的自我调节能力，对你们双方都有益：你解放了自己，宝宝也具备了应有的能力。

让宝宝拥有更多的独立性

在宝宝学习睡眠时，不要对宝宝提出过高的要求，而是应该实施符合他年龄的发展步骤，在学习阶段陪伴他，使宝宝不断进步，这一点很重要。这意味着你可以慢慢地从入睡辅助中抽身而出，让宝宝独立上床睡觉。对此宝宝可能会表现出极大的不安和恐惧。要向他表明，你相信他在没有你和你越来越少的帮助的情况下也能入睡。这样可以培养宝宝的独立性和自信心。

宝宝睡觉时，不要总去查看

柏林菲尔绍医院的研究表明，对3岁以下的宝宝来说，父母在他们入睡后反复查看，宝宝在夜里就会经常醒来。另外，三分之二有睡眠问题的宝宝都是睡在父母的房间或和父母睡在一张床上。而只有三分之一睡整觉的宝宝和父母睡在一个房间。研究的结果是：夜里反复查看宝宝，以及父母和宝宝同睡会妨碍宝宝睡整觉。

独立入睡

无论从宝宝的利益出发，还是从父母的利益出发，宝宝都应该学会独立入睡——最好从一开始就这样。但你也不必过于担忧：即使宝宝已经大了，他也可以改变习惯。只是在改变的过程中需要你的帮助。

在宝宝很小时就做好准备

若想让宝宝的入睡程序简单化，那么从一开始你就要注意，让所有的事情都按照既定的轨道进行，而不是在以后才改变这些令人不舒服的习惯。也许你在宝宝刚出生的3个月里担心你对宝宝的过度亲近会把新生宝宝宠坏，所以没有给予宝宝太多的爱和亲近。实际上宝宝在刚出生的1周里需要特别多的亲近和肢体接触，所以当宝宝在背巾里、在你手臂上或在你怀里入睡时，是完全没问题的。好好享受这种美妙的时刻吧。然而在宝宝过了这段时期后，你需要避免这种事情经常发生，应该尽可能多地在宝宝醒着时将他放回小床让他入睡。

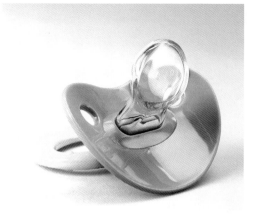

最古老、最有效的助眠方式之一：安抚奶嘴。

若从一开始就让宝宝坚持睡觉——进食——清醒——睡觉这样的节奏，对宝宝的睡眠和健康都有利。通过这种方式可以使睡眠和饮食彼此分开。当你将宝宝放到他的小床上时，可以为他唱一首简短的摇篮曲，可以轻抚他的头部，也可以轻声地对他说几句温柔的话语。新生儿会非常喜欢这些方式，并很快把它们当成睡眠信号。然后你走出房间——当宝宝还处于清醒的状态时。只有这样宝宝才能够学会独立入睡。若你离开后宝宝不停地哭闹，你就应该回到宝宝房间安慰宝宝，但不要立即将他从床上抱起来，否则就不得不从头开始再次尝试哄宝宝入睡。

让宝宝学习独立入睡

从宝宝4个月起，你就可以尝试着每次都在宝宝清醒时将他放到婴儿床上，且只有当宝宝夜里醒来时才到宝宝的床前去安慰他。若宝宝睡觉时已经很疲倦了，但仍然哭闹纠缠，你也不能立即将他从床上抱起，而是应该尝试着让宝宝躺在床上去安慰他：

◎ 用食指始终按照从上到下的顺序轻抚宝宝的额头和鼻梁。也许这样宝宝就会闭上眼睛睡觉了。

◎ 轻抚宝宝的头部，轻声和宝宝说话，安慰宝宝。

◎ 新生儿是因为经常胡乱挥舞四肢，才不能入睡吗？其实这是正常的四肢抽搐。所以可以将宝宝包裹在襁褓中（参见第63页GU出版社建议）。

你不需要时刻准备着安慰宝宝，但若宝宝不停地哭闹，说明他真的需要你的安慰了。也许有东西压到了宝宝，也许宝宝还不够疲劳，在这种情况下，可以将宝宝抱离他的小床，在重新哄宝宝入睡前，努力使他平静下来。

宝宝需要时间来自我平静

父母的安慰对宝宝来说很重要，这是确定无疑的。然而让宝宝有机会自我平静也很重要，所以父母在宝宝哭闹时不要立即跑到宝宝的身边。让宝宝自我平静与任由宝宝哭闹并非一回事。这样做是为了帮助宝宝培养自我调整的能力，并让宝宝学会独立入睡。在夜里也是一样，若宝宝在两个睡眠阶段之间醒来，你不应

建议

宝宝4~8个月时是学习睡觉的最佳时期。你一定要利用好这个时期！此后宝宝的睡眠经常会变得很差，这主要与宝宝自主能力的发展有关。在此之前，学会独立入睡的宝宝睡眠通常会更好。

该立即采取措施让宝宝平静下来，而是要保持安静。只有这样宝宝才能够学会继续睡觉。你若这时为宝宝哺乳（在宝宝没有饿的情况下）或抱着宝宝在房间里来回走动，宝宝就会从半清醒的状态转变为完全清醒的状态，这是因为宝宝又接受了新的刺激，而让他真正清醒过来了。

当然在宝宝哭时你一定要安慰他。但是人们常说，过犹不及，因此不能对宝宝采取过多的安慰措施。如果你先抚摸宝宝的头部，下一刻又为宝宝唱歌，然后将他从床上抱起，只会让宝宝更加不安。宝宝需要时间自我平静下来。只要宝宝没有更大声地哭，你就可以一直采用温柔的、单一的方法——尽可能不要将宝宝从床上抱起。

恰当的入睡帮助

若宝宝哭时你没有立即到他身边，宝宝会寻找其他助眠的"方法"。这种自助的方法会让他觉得和你分开并不是那么困难。很多宝宝会在他整个童年时期都坚持使用他自己的助眠方法，而有些宝宝也会经常改变助眠方法。有些宝宝需要吸吮他的大拇指或其他手指，有些宝宝会用被角、毛绒玩具让自己平静下来，有些宝宝会把手放在脑后或捻自己的头发，还有一些宝宝可能会采取相对激烈的方式：他们有节奏地移动他们的头部或身体，直到他们再次入睡。大一点儿的宝宝在睡觉时有可能说梦话、喃喃自语、唱歌或哭泣。

作为父母最好可以找出什么方式或方法帮助宝宝入睡。你可以给宝宝提供他所需要的助眠方式或助眠物品。最重要的是他的助眠方式可以在没有你的情况下进行。另外，最好宝宝可以在自己的小床上找到他所需要的助眠物品。

你来掌握分开的进度

对小宝宝来说，每次与父母的分别都是迈了一大步。只有当宝宝拥有信任感和安全感时，才能成功地和父母分开。

若睡前的离别让宝宝觉得很困难

宝宝在睡觉时并非总是要求父母在身边，他们只是习惯了父母在身边，所以和父母分开会让他们觉得很困难。在宝宝七八个月时，就到了独立期，即使和父母的关系很紧密，他们也会渴望独立。然而与此同时宝宝亲近父母的需求也会上升。现在你必须一直在宝宝的视线范围内——白天也一样。这段时间宝宝会非常怕生，这会让宝宝更加害怕分离。这种恐惧在宝宝睡前表现得尤为明显，因为睡觉意味着将与父母分开。父母和宝宝在这段时期会处于一个比较艰难的阶段，因为他们必须掌握好亲近感与距离感、安全感与独立性之间的平衡。

为了让夜晚的分离变得容易些，父母和宝宝在白天需要有更多的互动。这样宝宝会慢慢了解，在每次告别和分离之后他会和父母再次见面，并对此坚信不疑。在这个阶段，白天你也可以尝试着尽可能多地和宝宝短暂分别。例如，去其他房间取东西，当然这只是短暂地与宝宝分开。

建议

为了进一步巩固宝宝的学习成果，你可以慢慢将分开的时间延长。孩子的时间感与成人的不同。

游戏似的告别

从这一阶段开始你就可以利用宝宝喜欢玩游戏的特点和宝宝玩"躲猫猫"的游戏。以下是几个实用的建议：

◎ 在宝宝的头上盖一条薄毛巾，然后用欢快的声音说"酷酷酷"，同时拿走毛巾。

◎ 可以藏在报纸的后面，然后出现，同时向宝宝打招呼。

◎ 可以藏在窗帘或门后，然后从后面出来。

刚开始玩这些游戏时，几秒钟就足够了，以后可以让宝宝自己决定什么时候再看到你。宝宝将非常开心地注视着你，他会高兴地欢呼起来，因为他又再次找到你了，他害怕你消失的想法没有成为现实。

安抚奶嘴、毛绒玩具等

入睡辅助可以给宝宝带来安慰，也可以帮助宝宝度过父母不在身边的时间。安抚奶嘴、毛绒玩具、玩具手偶等入睡辅助物品表明宝宝可以自我调整。宝宝借助这些物品可以消除白天的沮丧情绪。

安抚奶嘴、大拇指

当宝宝吸吮时，他会更容易进行自我调整并入睡。宝宝与生俱来的吸吮反射——德语中"婴儿(Säugling)"这个词就是由吸吮反射(Sáugreflex)一词派生而来——可以帮助宝宝找到食物源：母亲的乳汁。即使宝宝不吃东西，吸吮动作也会成为宝宝的助眠方式和放松方式。在母体中时胎儿已经学会了吸吮自己的大拇指。一些宝宝喜欢吸吮毛巾，而有些宝宝喜欢吸吮毛绒玩具。大多数的宝宝更喜欢吸吮大拇指或安抚奶嘴。

宝宝的手指相对于安抚奶嘴来说有很大优势，因为它们一直都在宝宝身上。晚上宝宝不必先去找它们，父母也不必被唤醒去帮助宝宝。新生儿就已经可以自己将手指放到嘴里了。但是很多宝宝更喜欢用安抚奶嘴让自己平静下来。调查表明，宝宝在晚上吸吮安抚奶嘴会睡得更加安静。遗憾的是，在宝宝睡觉期间安抚奶嘴经常会从嘴里滑落。一些宝宝不会注意到这件事，可以一直安稳地睡着。而有些宝宝在安抚奶嘴滑落时，会立刻察觉到，并且开始大哭，直到爸爸或妈妈重新将安抚奶嘴放回他们的嘴里。在宝宝学会自己找回安抚奶嘴之前，父母夜里必须不断起床帮助宝宝找回安抚奶嘴，这是安抚奶嘴一个很大的缺点。

让宝宝更容易找到安抚奶嘴

为了方便宝宝在夜里找到安抚奶嘴，可以在宝宝的床上放置一个安抚奶嘴盒，这样宝宝在黑暗中也可以快速地找到替代品。有些父母把安抚奶嘴分散地放在宝宝的床上，希望宝宝可以在半清醒的状态下快速地找到一个安抚奶嘴。

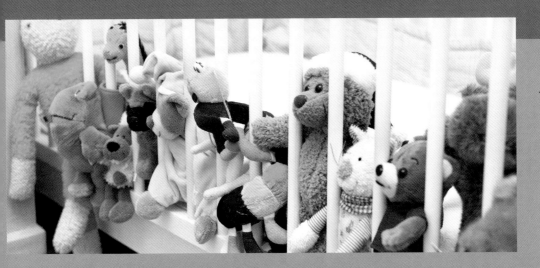

幸运的是，大部分宝宝都能够成功。

有节制地使用安抚奶嘴

即使吸吮奶嘴让宝宝觉得很舒服，在白天时你也不能一直让宝宝吸吮安抚奶嘴或奶瓶。因为这会妨碍宝宝语言能力的发展，并会对宝宝的牙齿造成伤害（患龋齿），尤其当你将奶嘴放置在甜品中，或用装有甜果汁、速溶茶或牛奶的奶瓶让宝宝吸吮时。因此医生建议，只有晚上睡觉时才允许宝宝使用安抚奶嘴，一旦宝宝睡着后，你需要将奶嘴立即拿掉。

毛绒玩具

随着宝宝慢慢长大，安抚奶嘴也逐渐失去了它的意义，并被一种新的助眠方式取代：毛绒玩具或其他宝宝熟悉的"过渡物"。因为它们可以给宝宝带来安慰，让宝宝与父母的分离变得容易。毛绒玩具不仅在宝宝晚上睡觉时发挥这样的作用，在宝宝入托儿所、幼儿园或看病、旅行时也会起到安慰的作用。所以你也就不会奇怪毛绒玩具为什么很快就会变脏。但这并不意味着你应该（或可以）清洗它们。因为这样毛绒玩具会失去它们特有的、不可替代的"香味儿"（宝宝熟悉的味道）。用新的毛绒玩具替代也并非好主意，宝宝会因为失去他喜爱的毛绒玩具而非常难过。

真正与宝宝分开

　　除了和宝宝玩躲猫猫游戏之外，你还可以尝试着真正与宝宝分开，以便宝宝获取这方面的经验。刚开始时你可以离开房间，然后再次回来。若宝宝身边有其他可信赖的人，你可以在外面多停留一会儿，比如去购物。在此之前可以和宝宝告别，但是告别时间不宜过长。绝对不能偷偷溜走，这会让宝宝很恐惧。你不能在他没有注意到的情况下突然消失，否则会事与愿违。若想要给宝宝安全感，你一定要告诉他你打算做什么，且你一定要遵守承诺，这样宝宝会觉得你是可信赖的。宝宝会知道，虽然你暂时离开了，但是你会回来。一般情况下这种信任会帮助宝宝更好地入睡。

　　在宝宝上床睡觉之前，你也可以积极地与宝宝告别。可以带着宝宝在屋内巡视一圈，让宝宝和属于他的东西道"晚安"。若宝宝对此感到很高兴，你可以把这种个性化的告别仪式当成宝宝每天的例行入睡程序（参见第76页）。

为宝宝设置界限

　　宝宝2岁后随着自主意识的发展会越来越清楚自己的想法，且一切都围绕着自己的目的做事。宝宝的求知欲以及想自己独立做事的欲望都会增强，因此你一定要为宝宝设置界限。在这个阶段你应该帮助宝宝，满足宝宝对发展和发现的需求，以及对安全感的需求。在实践中，宝宝会非常依赖你，甚至在你上厕所时也会跟着你。若宝宝已经学会分离，在白天时他对亲近的需求也能被充分满足，宝宝在睡觉时就不会过分地黏着你，能够坦然地接受和父母的分离。

当你要满足宝宝的需求时，也要为宝宝设置一定的界限，这样宝宝会慢慢知道哪些事情他可以做，而哪些事情是绝对禁止的。在这种情况下宝宝能够自己单独玩一会儿，并学会自我调整。若宝宝觉得晚上的告别尤其困难，在白天时你就应该带着宝宝多多练习这样的情景。重要的是：你的注意力只能短时间地放在宝宝身上。你可以用简单清晰的话语告诉宝宝，例如，"现在我们一起来建一个塔楼，然后妈妈会坐到沙发上去读报纸。你自己继续玩，我读完报纸就来陪你。"

这个时间不要超过10~15分钟，你可以尝试着慢慢增加时间。若宝宝还没有学会自己玩，刚开始尝试这样的练习时宝宝可能会经常抗议。但如果你仍安静地坚持做你的事，宝宝会知道你说到做到，他会慢慢放弃反抗，自己玩。只要他在白天接受了和你分开，那么在晚上睡觉时的分离就会变得容易很多。重要的是：你若晚上想改变宝宝的某些习惯，在白天时一定要带他多加练习。宝宝在白天无法接受的事情，在晚上他也绝对不会接受。

重要

在你为宝宝制定规则时，你一定要保持立场坚定。这对你的宝宝是一种帮助，与大多数父母所反对的独断专行没有任何关系。

让宝宝知道他的界限

大约从宝宝2岁起，让宝宝上床睡觉就成了一件费力的事。他会拒绝上床，且总是拖延时间。在这种情况下，只有一种方法有效：为宝宝制定严格的规则，并清楚地向宝宝表达你的决心。若这些规则是你和宝宝共同制定的，你成功的概率就会大很多。在这个过程中，你不仅要表现得温柔，还要非常坚定。因为你有责任让宝宝上床睡觉，而不是把床作为你们每天斗争的战场。在睡觉前，宝宝往往会提出一些父母想象不到的要求。很多宝宝想要一个特别深情的吻或者被抓痒，一些宝宝还要讲一些他们认为非常重要的东西。

宝宝从1~2岁起，就喜欢从床上爬下来。在这种情况下，父母一定要非常坚决地把他们送回小床，同时要表现出温柔的一面，要让宝宝知道，你不能容忍这样的事情发生。用不了多久宝宝就会记住这些规则。重要的是，父母双方意见要统一，不能彼此对抗，即使这样对你们来说也很困难。

特殊情况

即使你想尽快帮助宝宝学会独立入睡，但在一些情况下并不适合让宝宝在没有父母的帮助下独立入睡。因为这只会让宝宝觉得很困难。尤其在以下情况下：

◎ 宝宝生病或住院。

◎ 度假。

◎ 搬家。

◎ 弟弟或妹妹出生。

◎ 刚入托儿所或幼儿园。

◎ 妈妈再次回到工作岗位。

在这些情况下大多数宝宝通常都会感到没有安全感，他们会表现得很脆弱。他们需要更多的关注以及父母在身边给予他们的亲近感和安全感。但这种情况也会存在一定的"危险"，有可能在一切正常化或宝宝战胜疾病后，宝宝依然需要这种烦琐的、依赖父母的入睡程序。

若父母离异
宝宝都非常敏感。在父母决定分开之前，他们会有所察觉。这段时间不要让宝宝有不必要的负担。

常见问题

让宝宝学会睡整觉

在宝宝学习睡整觉期间父母的耐心经常受到极大的挑战。宝宝学习本书介绍的其他睡眠项目时，也会让父母觉得很困难。你可以事先告诉自己：宝宝学习睡眠的时间不会太久，这对你或许是个安慰。

我1岁半的儿子晚上总是从床上跑下来，虽然他知道自己该睡觉了，这种情况下我该怎么做？

如果你想让儿子待在他的小床上，并在那儿睡觉，你就要明确地告诉他，他可以做得到，并且你也希望他能够做到。你一定要坚决地把宝宝送回他的小床。只有这样他才会知道，从床上下来无济于事，他依然要在自己的小床上睡觉。

我是一个上班族，所以每当我的女儿（9个月）夜里醒来3~4次并要求我哺乳时，我都很痛苦，因为她并不饿，我该怎么做？

如果你的宝宝已经戒掉夜餐，晚上醒来就可能另有原因。也许她缺少玩伴，白天你可以更多地亲吻宝宝，多陪伴宝宝玩耍。这并不意味着你要花费大量的时间陪伴宝宝，而是建议你在陪伴宝宝时多和宝宝互动或多亲近宝宝。所以你在和宝宝共处的时间里一定要全身心投入。

我打算借助一些睡眠学习项目让宝宝改变睡眠习惯。但是我害怕听到宝宝的强烈抗议，我是否应该顾及邻居而暂缓这件事？

若你的宝宝没有学会自我安慰，你的邻居在夜里就不得不忍受宝宝的哭闹。你可以请求邻居的谅解，因为在接下来的几夜宝宝可能会更大声地哭闹。并且你应该向他们解释清楚，为什么会出现这种情况，叫他们不要担忧。同时你应该考虑，哪些睡眠学习项目更适合你和宝宝。

额外建议

快速放松

　　当宝宝还很小时，父母总是睡眠不足。若宝宝睡眠很差，父母会因为睡眠不足而慢慢地感到过度疲劳。因此你要利用一切机会恢复体力。宝宝午睡和白天的小睡对你来说就是最好的机会。虽然你并不想睡觉，但是你因为过度疲劳必须放松一下，一些放松方法会帮助你恢复活力。重要的是，这样对你有益。

盆浴放松法

　　你可以让自己放松地躺在浴盆里，滴一些你最喜欢的沐浴精油。沐浴的同时你可以读一本好书或听一些让你放松的音乐。你可以短暂地让自己沉浸在另一个世界中，这样能够尽可能快地放松。

喝茶放松法

　　不仅是宝宝，你也需要找到让自己平静的放松方式。喝杯茶放松一下怎么样？为自己煮杯茶，例如，燕麦、薰衣草、橘叶、滇荆芥和西番莲（药店有售）。每杯加1汤勺配料，浸泡10分钟。

醚油放松法

　　醚油（绿色商品专卖店或药店有售）同样能够帮助你放松——无论将它放入洗澡水、香薰灯中或是作为按摩油。100毫升麦芽油或杏仁油与10滴纯天然醚油混合可以做成按摩油。少量的混合油也适合盆浴。若你想使用香薰灯，可以将几滴混合油滴入小碗中。若你用混合油将棉花球或羊毛巾沾湿放入碗里，香气会传得更快些。由薰衣草、玫瑰、酸橙以及麝香葡萄鼠尾草制成的醚油可以起到放松、安神的作用。佛手柑、天竺葵、香柏木和柠檬会起到放松和愉悦心情的作用。

腹式呼吸放松法

　　在你为生产做准备时大概已经学会了利用腹式呼吸来放松。这种腹式呼吸法现在也可以帮助你休息：请平躺，将双手放置于腹部，向腹部吸气，想象着你呼入的气体通过你的全身，将气体输送到身体的各个部分。在你感到紧张的部位，继续保持这种呼吸，直到紧张度减弱。

音乐放松法

音乐可以帮助很多人入睡，你可以试着听一些冥想音乐或安静的古典乐。在放松之前，听一些摇滚乐可以让你卸掉自己的攻击性。

穴位按摩放松法

指压按摩来自中国几千年的传统医学，它有助于放松并帮助你快速入睡。可以轻柔缓慢地以画圈的方式按摩你的眉心大概4分钟。这样令人平静的能量就会被释放出来。按压小腿内侧（膝关节与踝骨的中间部位）也会让你感到安静、平和，并让你得到休息。以画圈的方式轻柔地按摩这个穴位3分钟。

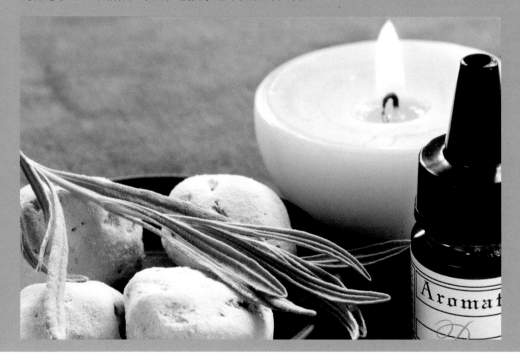

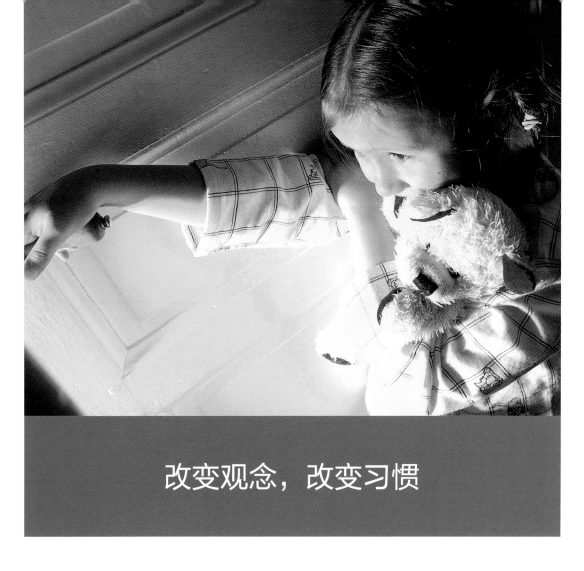

改变观念，改变习惯

　　若宝宝已经习惯在父母的帮助下入睡，要想改变这种状况你需要做什么？你的宝宝一定要知道，不能把睡眠和父母捆绑在一起。这种观念的改变可以以不同的方式进行。你可以用温和的方式一步步地帮助宝宝改掉习惯，直到宝宝能够在没有你帮助的情况下独立入睡。你可以选择一种试用几天就能够成功的入睡方法，同时，借助特殊的睡眠学习项目来帮助你的宝宝快速地改变习惯——在满足特定前提的情况下。

10 个问题

若父母想要改变宝宝的习惯，一个非常重要的前提就是宝宝的年龄和身体状况：宝宝必须身体健康且满6个月。另外，你要考虑到以下10个问题，这样会对你帮助很大。

1. 你是否能排除宝宝的睡眠障碍是由身体原因造成的？如果不能排除，你应该先带宝宝去看医生。

2. 我的宝宝需要多少睡眠？你最好为宝宝记录几天他的睡眠情况（放入文件夹中）。

3. 宝宝睡眠差是否是因为他习惯依赖父母？如果答案是肯定的，那么改变宝宝的习惯是一条正确的道路。

4. 你是否为宝宝安睡做好了准备？睡眠环境、饮食是否恰当？宝宝睡眠是否有规律？宝宝的日常生活是否很有规划以及宝宝是否熟悉入睡程序？

正确的时间点
睡眠学习项目一定要以一定的身体、精神和情感状态为前提。你一定要注意不要过分要求自己的宝宝。

5. 如何判断宝宝的适应能力？你应该权衡一下，哪一种情况对你和宝宝更好，该一步步慢慢地改变宝宝的习惯还是快速地改变宝宝的习惯。

6. 宝宝的哪些习惯最让你头疼？扯耳朵还是吃夜餐？你应该首先让宝宝戒掉这些让你头疼的习惯。

7. 我该如何改变宝宝？你在改变宝宝习惯的过程中，可以让你的伴侣哄宝宝睡觉，或者让宝宝选择一种不是让你特别费力的助眠方式——比如由握手替代扯耳朵。你应该告诉宝宝，哪些方式会让你觉得不舒服。

8. 你认为没问题的习惯可以让宝宝保留。如果宝宝睡在父母的床上，不会打扰彼此，也可以继续睡在父母的床上。

9. 你和伴侣真的能够坚持实施对宝宝的改变计划吗？你们做好了充分的准备还是已经预感到自己很难坚持？若你害怕自己不能坚持，你最好不要开始对宝宝实施改变计划，否则宝宝会很迷茫。此外，如果你在不久之后就停止了你的计划，宝宝以后也会很难认真对待你的指令。

10. 宝宝可以学会哪些睡眠方法，且父母和宝宝都能接受这些睡眠状况吗？这个问题的答案是你改变宝宝习惯的总目标，至于改变过程要持续多久并不重要。

相信自己

建议

在你和伴侣达成一致意见后，再去改变宝宝的习惯，这样可以避免宝宝迷茫或害怕。

若你已经清楚地了解了这些问题且为自己设定了目标，可以将这些问题的答案记录下来。最重要的是，你和你的伴侣已经为改变宝宝的计划做好了充分的准备，并且也相信你、你的伴侣以及宝宝的能力。如果你没有做好准备，宝宝会察觉到你的不确定和不坚定。宝宝会一直对抗这种改变，直到你妥协放弃。

传递给宝宝一个重要信息

若你对自己有信心，也一定要将你的决心告诉宝宝："我们共同完成这件事，因为如果你能独立入睡和睡整觉，对我们所有人都有好处。我们也很理解你现在会对此有所不满。但是我们会帮助你养成新的睡眠习惯，且我们随时准备帮助你，直到你成功。"即使宝宝还很小，不能理解你说的所有话，但是他也会感受到你对他有所期待，你会一直在他身边帮助他，他可以信赖你，且宝宝可以满足你的期待。

抗议不可避免

宝宝当然不会毫不抵抗地就改变习惯。宝宝甚至会经常抗议。按照经验来讲，宝宝越大，改变习惯进行得越彻底，宝宝的抗议声就会越大。在这种情况下，父母的耐心和精力会被过度损耗，对此你应该做好准备。尽管如此，你还是应该尝试着尽可能地保持平静。你要有目标，并坚定执行你的计划。你一定要注意宝宝的"哭闹"（参见第106页）。宝宝可能会不理解，为什么一直进行得都很好的事情，不再继续进行了。因此白天他需要你给予他更多的安全感和关注，若你在白天以及宝宝的入睡程序中多一些和宝宝身体上的亲近，他会觉得很舒服。

要知道，宝宝不可能一下子就改变习惯。改变习惯的过程会持续几天，有时甚至会持续几个星期。若你选择非常温和的方式，这个过程会持续得更久一些。然而只要父母充满耐心和爱，且坚定不放弃，他们的付出就会得到回报。

让宝宝入睡的方法

有很多方法可以让宝宝入睡，你可以选择让你感觉最好的方式。你可以自行决定对某些方法做些改变，以适应你的个人需求。它关系到你和宝宝的能力。你可以以自己的能力为出发点。在接下来的几页中你会找到许多不同的方法，借助这些方法你可以帮助宝宝改变习惯。所有的方法都已经过实践，不会对宝宝造成伤害。另外你要知道，你和宝宝能做到什么，你们还有多少能量来完成改变计划。

第一个改变方式比较温和，因此所需要的时间也相对较长。在入睡训练以及弗莱堡沙钟法中宝宝会很快学习到如何自己独立入睡。这两种方法，即所谓的睡眠学习项目，对父母来说比较难

为了自己还是为了宝宝？

即使最自信的父母偶尔也会变得犹豫不决，因为有些人认为，期望宝宝独立入睡是父母自私的表现。然而事实上并非如此，让宝宝独立入睡最重要的目的是促进宝宝的发育，它是宝宝成长道路上的重要一步。

以坚持，因为它们要求父母让宝宝独处，即使宝宝哭闹也不可以抱起宝宝。

大多数父母在"慢慢"改变宝宝的过程中会感觉越来越好，且不再那么担心他们对宝宝是否要求过高。事实上，按照经验，"更快速的"方法也能很好地训练健康的宝宝。你要相信，你的宝宝可以独立入睡，他应该（为了他的一生）拥有自我平静和自我调整的能力。作为父母你们应该温柔且坚定地支持宝宝。你表达得越清楚，宝宝就会越容易理解，也越愿意去学习新的事物。若你不确定宝宝是否已经足够大，能够让他去改变习惯了，可以事先咨询儿科医生。

建议

你想让宝宝戒掉夜餐吗？这同样需要你循序渐进地进行，以便宝宝慢慢适应——若有信号表明宝宝适应得很快，你也可以适当加快改变的速度。如何让宝宝在入睡时戒掉吃奶以及吃夜餐的习惯，请参见第109页。

温和的方式

若你作为父母还有些精力，你可以小幅度地、慢速地改变宝宝的习惯。即使宝宝在和父母分开时感觉很困难，这种温和的方式也不会对宝宝提出过大的挑战。另外，这种方法尤其适合那些不能忍受宝宝哭闹的父母。

决心很重要

即使最温和的改变方法也要求执行者有巨大的持久力和决心，同样还需要直觉、爱与耐心。若你想让宝宝习惯他的小床，你一开始就必须保持"清醒"的状态，直到宝宝入睡，有可能你每晚会被叫起多达10次。你别无选择，只能保持耐心，过去安慰宝宝——但不要将宝宝从床上抱起，否则宝宝将很难快速入睡。

让宝宝觉得"所有事情都照常进行"，让他安心。宝宝会察觉到你给予他的安全感，让宝宝觉得你可以信赖，这样宝宝就能更容易适应新的环境。在这种情况下，你可以为宝宝唱或轻唱摇篮曲。

若宝宝已经比较大了，你要向他解释清楚，你会一直在他的床旁，直到他睡着。在此期间宝宝必须保持安静，否则你就不会一直坐在那儿。告诉宝宝，当他睡着时，你会离开他的房间。你也可以告诉他，你会开着房间的门，当宝宝再次醒来，你就会听得到，会进来看宝宝。否则宝宝会为了让你一直陪在身边，勉强自己一直醒着。

若宝宝接受这样的安排，那么你在陪伴宝宝睡觉时，就可以坐得离宝宝远一点儿。在宝宝还未入睡时，你可以尝试着离开房间一会儿，并不断延长离开的时间。在宝宝入睡前再次回到宝宝的房间。但是你一定要事先告诉宝宝你的打算，这样宝宝对你的行为就不会太吃惊。

GU出版社建议　　　　　奖励宝宝

"用积极的方法进行强化"在心理学中指的是，对宝宝达成的事情进行奖励，而不是对宝宝未达成的事情给予惩罚。按照这个原则，以下方法适合夜里有规律醒来以及哭闹的宝宝。

◎ 记录夜里你被宝宝吵醒的时间。

◎ 第二晚你可以比你记录的时间早15~30分钟叫醒宝宝——当然是在宝宝的浅睡眠阶段（参见第12页）。

◎ 为宝宝哺乳，然后将宝宝放回去。

◎ 第二天比前一天晚15分钟叫醒宝宝，并为宝宝哺乳。

◎ 每次都比前一天晚15分钟叫醒宝宝，直到宝宝开始睡整觉。

这种方法之所以有效是因为宝宝相信每次他都是被叫醒的，他之所以被奖励是因为他肯睡觉，而不是因为他哭闹。若宝宝出现反弹情况，你需要重新尝试之前的所有步骤。

额外建议

不同类型的哭闹

宝宝的哭闹并非每次都一样。他的哭闹有不同的原因，因此也要求父母做出不同的反应。例如宝宝因为生气而哭，因为愿望没有被满足而哭，或者因为疼痛或饥饿而哭。

哭闹的不同原因

宝宝哭闹是表达自己感受的一种能力，因为小宝宝还不会说话，所以你要设法找到宝宝哭闹的原因。当然对宝宝的哭闹你也不应该过度解读，你要相信自己的感觉，避免解读出宝宝这个年龄段不会有的感觉，例如，对黑暗的恐惧。

◎ 宝宝哭闹，是因为饿了或尿布湿了？

◎ 宝宝抗议，是因为你做了他不喜欢的事情？

◎ 宝宝想通过哭闹从你那儿得到什么？

◎ 宝宝哭闹，是因为你不允许他做某事？

◎ 宝宝生你的气或仅仅是因为积木总是从他手中掉落？

◎ 宝宝哭闹是因为他经历了他不了解或让他不安的事情？

◎ 宝宝感受到分离的恐惧，他想要一直黏着你？

正是在一些对宝宝有所要求的新情况下——例如，宝宝学习独立入睡——他会首先以哭闹的方式进行抗议。当你想改变宝宝的习惯时，宝宝却不理解你为什么这么做，他用哭闹的方式希望你可以改变主意。大一点儿的宝宝会测试你的底线。要考虑到，宣泄不满是宝宝的权利——以哭闹的方式。

让宝宝哭？

若宝宝在改变习惯的过程中哭闹，对此你应该表示理解，并且设法安慰宝宝。也要考虑到，宝宝应该学会自我平静，例如，借助安抚奶嘴、毛绒玩具或手偶玩具。需要注意的是，不要每次当宝宝稍有不快时，就把他抱起来。因为这样的话，你就让宝宝失去了自我成长的机会。宝宝自我调整的能力是宝宝学习独立入睡的重要前提条件。若宝宝现在仍未掌握这种能力，他在独自一人的时候，就会寻找一些方式和方法来安慰自己，慢慢地宝宝在没有父母帮助的情况下也能够入睡。在这个过程中，你应该让宝宝安心：我/我们一直在这儿。若你注意到宝宝感觉很不安，例如在假期、在陌生的环境或者在宝宝做梦后（2岁起），你需要抱起宝宝，尽力去安慰他，让他的身体和你的身体亲密地接触。在这种情况下，你可以暂停宝宝学习睡眠的项目，几个星期后再进行尝试。再次尝试之前，在白天你应该让宝宝适应短暂的分离。

　　你要考虑到：宝宝越小，他自我调整的能力就越弱，在他哭闹时就需要更多的安慰。父母的理解对宝宝来说很重要——对大一点儿的宝宝来说同样如此。无论他们为什么哭闹，总之他们一定是有原因的。

对哭闹型宝宝的特殊安慰方式

　　在有些情况下，宝宝哭闹的原因很难弄清楚。过于爱哭闹的宝宝很难被安慰。虽然建议在宝宝最初的2~3个月时，父母应多抱抱宝宝，并给予他们亲近感和安全感。然而很多宝宝在哭闹时常常挺直身体，这就增加了父母抱宝宝的难度。规律且足够的睡眠能够帮助哭闹型宝宝，而且对哭闹型宝宝你不能提出过多的要求。

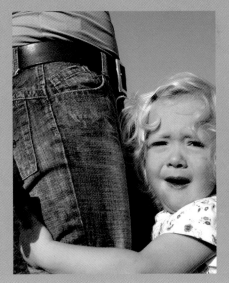

　　若你的宝宝属于哭闹型宝宝，建议你及早在儿科医生处或在医院寻求专业的帮助。尽可能安然地度过这段对整个家庭来说都很重要的困难时期，这样你就可以和宝宝再次享受美好的时光。

激励可以帮助宝宝走向成功

若宝宝已经超过2岁了，你可以清楚地告诉他你希望他做什
么："我想你可以自己睡觉了。我现在对你说晚安，然后我会离
开房间。我还要打扫厨房，你会听见妈妈在干活儿。你可以自己
睡觉了。"若你没有表达清楚，宝宝一定会抗议，因为他不明白
为什么妈妈突然不再陪他了。

采取鼓励的方式（积极的方式）对宝宝更有利。例如当宝
宝独自睡觉时，你可以在日历上为宝宝贴一个奖励标签。在周末
时为宝宝计算一下他所得的标签数，然后给宝宝一个小惊喜作为
奖励，比如早餐中加入宝宝喜欢的果酱。或者在宝宝取得十个标
签时，带宝宝去祖母家或去郊游。但是并不建议事先告诉宝宝具
体的奖励，否则在不能成功独立入睡的情况下，宝宝会感受到压
力。一旦宝宝得不到奖励，他会觉得尽管自己已经很努力地去做
了，却没有得到肯定。

改变习惯：循序渐进

在改变宝宝晚上的睡觉习惯时，若一切进展得顺利，你也可
以用同样的方式处理宝宝夜里醒来的情况。将宝宝送到床上时，
不要忘记入睡例行程序，在这个过程中你应该尽力和宝宝亲密接
触——不要在床上。这样会给予宝宝安全感，在改变宝宝习惯的
过程中这种安全感对宝宝来说尤其重要。以下为四种不同的睡眠
状况和改变宝宝入睡习惯的建议。

第一种睡眠状况

宝宝在自己的床上入睡，但是妈妈或爸爸必须躺在他身边，
让宝宝触摸到肘部，通常时间为1小时。当宝宝睡着时，妈妈或爸

爸再悄悄地走出房间。若宝宝夜里醒来，他会寻找父母，然后又像之前那样在爸爸或妈妈的陪伴下入睡。

◎ 改变的目标

宝宝独立入睡且醒来后能够继续睡。

◎ 过程

宝宝渐渐地摆脱依靠父母入睡的习惯。例如父母可以将肘部抽出来，将一只手给宝宝。若这种方法可行，你可以用毛绒玩具或玩具手偶代替你的手。当宝宝习惯这种方式时，你可以将毛绒玩具和玩具手偶放在宝宝的床上。妈妈或爸爸坐在黑暗的房间里，直到宝宝入睡，在此过程中不要和宝宝有肢体接触。你可以坐得离宝宝的小床越来越远，直到完全走出房间。你可以将房门打开一条缝或完全打开。

为了锻炼宝宝，父母可以多次离开房间，并告诉宝宝"我要去取点东西"，过一会儿再回来。慢慢地你可以将离开宝宝房间的时间延长，比如你可以去厨房（"我还要清洗餐具"），然后再次回来。重要的是，你要在宝宝还清醒的时候走出房间，并告诉宝宝你要离开。

> **建议**
>
> 有些宝宝会同时要求几种助眠方式，例如肢体接触、哺乳、反复给音乐闹钟上发条等。建议你从宝宝最让你头疼的助眠方式开始改变。

第二种睡眠状况

宝宝只在妈妈的怀里入睡。宝宝通常在夜里醒来4~5次，并要求妈妈为他哺乳。也许宝宝只有2次想真正地喝奶，而另外几次仅仅是需要吸吮而已。

◎ 改变的目标

宝宝在没有夜餐，不需要吸吮母乳的情况下独立入睡。

◎ 过程

若你的宝宝已经6个月大了，一般情况下宝宝将不再需要夜餐了。在这种情况下，你应该首先减少宝宝夜里的卡路里摄入。妈妈可以在2~3个星期内不断缩短夜里哺乳的时间。虽然宝宝对此会抗议，然而宝宝的成长决定了这个时期已经不再需要夜餐了。另外，无论在白天还是夜晚，哺乳或睡觉都应该分开进行（参见第51页起）。

◎ 改变

若采用配方奶粉的方式喂养宝宝，父母应该不断减少宝宝的奶粉量，直到奶瓶里只装有温水。相应地，宝宝的茶或果汁也应该不断地被稀释。另外，给宝宝喂奶的频率也要降低，宝宝的奶量、水量应该不断减少。当戒掉夜餐时，宝宝会像前面例子中讲到的，学会不依赖父母入睡、睡整觉。但你要记得白天时补上宝宝缺失的夜餐量。

建议

建议爸爸尝试着在周末改变宝宝的习惯，因为相比起紧张的工作日，周末的气氛会更加令人放松。

第三种睡眠状况

宝宝不同意爸爸哄他入睡，而妈妈哄宝宝睡觉却没有任何问题。

◎ 改变的目标

宝宝不仅要接受妈妈哄其睡觉，也要允许爸爸哄他入睡。

◎ 过程

首先要确认宝宝足够信任爸爸。若爸爸和宝宝还没有足够的机会去彼此好好了解，爸爸要主动增进两人的关系。例如，在周六爸爸带着宝宝出游。晚上帮宝宝喝奶和换尿布也是值得推荐的。如果妈妈晚上出门不在家，对爸爸来说也是很好的机会。这样宝宝在入睡时找不到妈妈，爸爸就更容易哄宝宝入睡了。

第四种睡眠状况

宝宝只在父母的床上入睡，且妈妈或爸爸必须在身边。

◎ 改变的目标

宝宝独自在自己的小床上睡觉。

◎ 过程

在任何情况下，让宝宝习惯自己的床都是非常有意义的。白天你可以让宝宝在他的小床上玩耍或和宝宝一起布置他的小床。另外，你也可以让宝宝在入睡前整理自己的毛绒玩具，用毛绒玩具助眠或者放置一个安抚奶嘴。若宝宝仍然抗拒一个人睡觉，父母可以坐在宝宝床边，并和宝宝有一定的肢体接触（例如，握着宝宝的手）。此后你可以慢慢去除这种辅助方式（参见第108页"第一种睡眠状况"），直到宝宝可以独立入睡。为了加快这个过程，你可以依据宝宝的年龄给予宝宝额外的奖励（参见第108页），这对宝宝能够起到鼓励的作用。

持之以恒就会有回报

宝宝学会独立入睡也许需要很长时间。然而你一定要坚持下去，不要违背睡眠学习项目的要求去安慰宝宝。这样你就打断了宝宝的学习进程，一切必须重新开始。

睡眠学习项目

为了宝宝能够睡好觉你尝试了所有的方法？你为宝宝创造了很好的睡眠条件，宝宝仍不肯独自睡觉？你的力气已经消耗殆尽，甚至会责打宝宝？也许睡眠学习项目会对你有所帮助。因为如果父母一直保持坚定的决心并坚持睡眠学习项目，这些方法就会让父母成功。然而坚持并非易事，为了让宝宝学会自我平静，你必须放任宝宝哭闹（时间不定）——这对你和宝宝来说都会非常困难。作为父母你必须学会安慰宝宝，在不抱起宝宝的情况下给予宝宝安全感。在宝宝学习睡眠的过程中，父母给予宝宝安慰和亲近感对宝宝来说很重要，但是这个过程不要太久，且不要将宝宝从床上抱起。按照经验，宝宝在学会自我调整之前会出现多次抗议。

GU出版社建议　让宝宝平静下来——采用不同的方式

你可以尝试不同的方法，在夜里不抱起宝宝的情况下让宝宝平静下来。当然不是同时尝试所有方法，而是一个接一个地尝试，这样你可以发现哪种方法能更好地让宝宝平静下来：

◎ 用手指从上到下地轻抚宝宝的鼻梁或额头。

◎ 轻唱或低哼一首摇篮曲。

◎ 将宝宝的一只手放在你的侧脸或胸部。

◎ 将手背拱起，手指和掌心形成空心，用手有节奏地轻敲宝宝的臀部或大腿。速度逐渐减慢，最后将手放在宝宝的臀部或大腿上。

◎ 将一只手放在宝宝的肩部，另一只手放在宝宝的臀部，让宝宝在自己的小床上轻柔、慢速地滚动。

若宝宝在5分钟以后仍未平静下来，你需要改变方法。若你尝试20分钟后，仍没有成效，你就可以停止使用这些方法了。这时你应该将宝宝从床上抱起，继续尝试让宝宝在你的怀里平静下来，一段时间之后你可以再次将宝宝放回小床让他入睡。

不要让自己的压力太大

在父母决定进行睡眠学习项目之前，通常已经承担了很大的压力并且睡眠不足。一般情况下，父母已经尝试了多种睡眠辅助方法——所有方法都未能成功。在你选择睡眠学习项目之前，你可以参考第101页的"10个问题"，这会让你找出恰当的方法。你在使用这些方法时一定要凭着自己的感觉。若你认为宝宝哭闹的时间过长，或宝宝的哭闹对你和宝宝来说都是巨大的考验，你可以相应缩短放任宝宝哭闹的时间或延长休息时间，这样你可以相应地减慢宝宝学习睡眠的进度。不要忘记：要以宝宝的健康为首要宗旨，而非所谓的成功教育。你不要让宝宝产生恐惧感，也不要将疲劳转变成愤怒。

若你感觉不快，你可不要将怒气发泄在伴侣或宝宝身上，而应该尝试其他方法让自己尽快调整过来。在带领宝宝学习睡眠项目时，不要中断，否则会使宝宝很迷茫，因为他不知道你希望他做什么以及他应该遵守哪些规则。若你决定中断宝宝的学习，你无论如何要等几个星期再做新的尝试。

什么情况下不适合进行睡眠学习项目

若你的宝宝还未学会遵守规则，那你就不要尝试进行睡眠学习项目。只有宝宝在白天也接受一个清楚的"不"时，他在晚上和夜里才能够接受被拒绝。如果你注意到宝宝在夜里特别希望亲近你，说明你和宝宝在白天的亲密时光太短暂了，那么同样不建议你使用以下方法。在这种情况下，白天你应该用足够多的时间和宝宝亲热，共同玩耍——也许这样宝宝会"自愿地"独立入睡。否则你应该从现在起就尝试让宝宝进行睡眠学习项目。在宝宝生病、度假或刚刚进入托儿所或幼儿园，以及宝宝白天有不同以往的经历时，你不应该再让宝宝尝试睡眠学习项目。

哪些方法更适合？
如果你不确定哪种方法更适合你和宝宝，不要羞于向儿科医生咨询或向相应的咨询机构寻求帮助。

入睡训练

有很多方法可以帮助小宝宝在例行入睡程序后没有父母的陪伴也能独立入睡，且在夜里醒来后仍可以独立入睡。

下面将介绍一种方法，这种方法由美国儿科医生理查德·费博教授研究和开发，它非常符合宝宝和父母的个人需求。这种方法可以帮助宝宝改变睡眠习惯，而不再需要父母哄他们入睡。在此过程中，父母应该让宝宝安心。一般情况下，如果没有特殊的原因，这种方法适合6个月以上的宝宝。

改变习惯之前

在你开始改变宝宝的习惯之前，你应该认真考虑你和宝宝可以做到什么，你是否能够（预计）坚持进行这个睡眠学习项目，你是否能够完全支持宝宝完成改变计划。一般情况下，爸爸更容易让这个睡眠学习项目成功。即使你的宝宝在睡觉时需要哺乳，如果爸爸帮忙，宝宝改变起来也会更容易。无论如何，父母双方有一致的目标是最重要的。

刚开始改变宝宝的习惯时，宝宝会有2~3天哭闹得特别凶。在极少的情况下——一般稍大一点儿的宝宝——需要的时间更久。若你的宝宝持续抵抗不肯改变，你可能会出现严重的睡眠不足。所以你应该尽可能地让两个人轮流照顾宝宝，你的伴侣可以考虑休假。或让宝宝的祖母在白天时帮助你，这样你就可以补一些觉。因此你可以在周五时开始训练宝宝睡觉，把周末的时间利用起来。你要不断告诉自己，很快你就可以享受安静的夜晚了。第二天你可以询问宝宝是否因为昨天晚上的遭遇而怪你。一般情况下，他会像以往一样和你非常亲热或心情特别好地问候你。

自信的父母

睡眠训练的核心在于情感信息的传递，宝宝可以从你的行为中解读出这些信息。对于成功改变起到决定性作用的是：你要坦然、温柔且满怀信心地告诉宝宝，现在所进行的一切都没有问题，且是为宝宝的健康着想："所有的事情都没有问题，我一直都在，现在是睡觉时间，但是我还有一些事情要做，我一会儿会来看你，我爱你。"这样你就给了宝宝非常清楚的信息，并给予了宝宝安全感。你可以时不时地回宝宝房间查看一下，让宝宝放心。

哪些方法更适合？
你不要低估了宝宝，他们比父母想象的更加灵活。有时候父母对改变的恐惧要胜于宝宝。

改变过程

你可以像往常一样以入睡例行程序为睡眠做准备，并在宝宝清醒时将其放回小床。为了能够更好地改变宝宝的睡眠习惯，度过难熬的等待期，你可以在客厅放置一个钟表。另外，读书或看杂志也会转移你的注意力。你可以和伴侣商量好，谁负责夜里的哪一部分。

第一夜

将还处于清醒状态的宝宝放到他的小床上，和他告别，走出房间时对宝宝说："睡个好觉，我还有事没有忙完，过会儿再回来看你。"若你的宝宝没有获得他已经习惯的入睡辅助，他首先会抗议和怒吼。

5分钟后你可以重新走进宝宝的房间，不要开灯，像以往一样让宝宝安心，也不要将宝宝抱起，大约30秒后再次走出房间。不要自己去估计时间，你应该看下表，因为在这种情况下你的时间感往往是错误的。

若你的宝宝还是哭闹，你可以等待5分钟再去看看宝宝，以此让宝宝放心，让他知道一切如常。以后每次你都可以间隔5~10分钟去看宝宝，直到宝宝入睡。在第一晚这个过程可能会持续半小时以上。若宝宝在夜里再次醒来并哭闹，你可以先等待5分钟，看看宝宝是否可以自己平静下来。如果宝宝无法自己平静下来，你可以继续这个项目。经常去看宝宝对宝宝自我调整能力的发展并没有太大的意义，应该让宝宝自己学会如何平静下来并独立入睡。这主要关系到：

◎ 你要不断地说服自己，一切如常。

◎ 你的宝宝总是有足够的安全感，他知道自己不是一个人，并且你是为了他好。

建议

告诉宝宝清楚、积极的信息，这样宝宝更容易适应新的状况：

· 妈妈要让你知道，你是如何自己入睡的。

· 你绝对会感觉很安全。

· 我在这儿。

· 你能做到。

· 你不是一个人。

· 一切如常。

第二夜

像前一晚一样把宝宝送上床，和宝宝告别，并清楚、温柔地告诉宝宝你要离开房间。若你的宝宝抗议，你可以在房间外等待5分钟。5分钟后你可以走近宝宝并向宝宝保证一切都如常。然后再次离开房间。等待5~10分钟后再次进入房间。若宝宝持续不断地抗议，你要尽可能轻声地走近宝宝，像之前一样，给宝宝安全感和亲近感。不断地重复这个过程，直到宝宝入睡。

从第三夜开始

在第二夜时，大部分宝宝已经不太哭闹了，只是在入睡时会稍作反抗。若你的宝宝还是哭闹，你可以在每次查看宝宝之前等待5~10分钟。

要强大

建议

若你希望宝宝快速地改变习惯，却不忍心留下宝宝独自一个人，你可以待在宝宝的房间，熄灭灯，但是要远离宝宝的床。在5分钟后按计划走近宝宝。

在改变习惯的过程中，若宝宝不能停止哭闹，父母可能会感到害怕或愤怒。因此在改变宝宝的习惯之前，你要考虑清楚，当你在宝宝的一个反抗阶段后再次走近宝宝时，如何不让自己把怒气带入宝宝的房间。有时捶打枕头可以让一些人发泄怒气，而有些人可以在"休息时间"与伴侣交流一下自己的感受，或给有相似经历的朋友打个电话。把你的感觉写下来也会让你的恐惧感和愤怒感减弱。

你要知道，你这样做并非放任宝宝哭闹。你更多的是想帮助宝宝，在这一重要阶段，即改变宝宝习惯的困难时期，给予宝宝安全感和支持。你也要考虑到宝宝哭闹并非想让你生气或向你挑衅。他哭闹，是因为他不明白发生了什么事情；他哭闹，是因为他不得不和自己已经习惯的事情说再见。宝宝第一次改变习惯时可能会因为抗议而筋疲力尽地入睡。当你走进宝宝的房间时，即使他哭声越来越大，你也应该尽可能从容地走近宝宝，让他觉得一切都没有问题。否则宝宝会感觉自己被抛弃或被拒绝。若宝宝仅仅是哀求或发牢骚，而非哭喊，你可以等等再进入宝宝的房间。因为这是一个信号，说明宝宝正在开始设法让自己平静下来。

另外，非常重要的是：在白天你要多亲近宝宝，但在宝宝入睡时你就不能再过多亲近宝宝了。

沙钟法

弗莱堡的沙钟法建立在费博法（Ferber-Methode）的基础之上，弗莱堡大学将这种方法发展并改变为沙钟法。其最重要的辅助工具是3分钟的沙钟，因此这种方法就以沙钟来命名。沙钟除了测量时间之外还有另外一个作用：在睡眠学习项目进行的过程中，沙子有规律的飘落可以转移父母的注意力。另外，这对宝宝来说也是一种安慰。不同于睡眠训练，利用沙钟法宝宝不仅能得到短暂的安慰，而且能够始终保持规律的3分钟——无论在晚上入睡时还是在夜里醒来时。

这样会有用

每次都要给宝宝清楚的睡眠信号。在例行的睡眠程序后将清醒状态下的宝宝放在床上，和宝宝告别，并温柔地告诉宝宝，你相信宝宝可以独立入睡。这时不要给宝宝奶瓶。然后离开房间，即使你的宝宝对此仍然表示抗议。

是否允许宝宝使用安抚奶嘴

一些医生建议在采用这种方法时尽量不使用安抚奶嘴。相信自己的直觉：作为父母你最好自己来判断安抚奶嘴对宝宝来说有多重要，以及是否让宝宝使用安抚奶嘴。

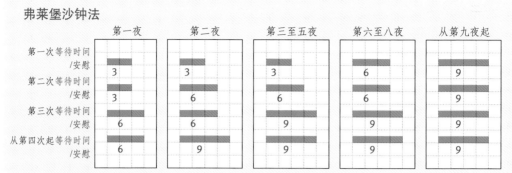

以上表格中的数据表明，每晚以及第一至八个夜晚的等待时间（蓝色部分）不断增加。而安抚宝宝的时间（红色部分）始终保持在3分钟（表中数字以分钟为单位）。

第一夜

拿出沙钟或一个无声的钟表，等待3分钟。若宝宝还在哭闹，你可以走近宝宝安慰他，但你要尽可能地保持安静。低声、温柔地劝说宝宝，抚摩宝宝，安慰宝宝，这个过程也是3分钟。在此过程中不能将宝宝从床上抱起，到时间了你就应该离开宝宝的房间。3分钟后，你可以再次进入宝宝的房间，用同样的方式安慰宝宝。进入宝宝的房间后安慰宝宝3分钟，然后再一次离开宝宝的房间。等待6分钟后，进入宝宝房间，也就是第二个沙钟阶段，当然前提是宝宝仍旧在哭喊。然而你这次在宝宝床前也只能待3分钟。就这样不断重复6分钟等待、3分钟安慰的过程，直到宝宝入睡。

第二夜

像前一天一样，将宝宝送上床。重复以下等待和安慰宝宝的过程：在你安慰宝宝之前先等待3分钟。第二次和第三次等待6分钟，第四次及以后等待9分钟，每次只安慰宝宝3分钟。重复这种"9-3间隔"的模式，直到宝宝不再哭闹并进入睡眠状态。

第三至五夜

通常情况下，在两夜以后你已经取得了初步的成果。宝宝仅仅会找父母1～2次。如果情况并非如此，你可以像前两天一样走出宝宝的房间。第一次等待3分钟，第二次等待6分钟，第三次起每次等待9分钟。而每次安慰宝宝的时间都是3分钟。

第六至八夜

从第六晚起，第一次和第二次你都等待6分钟，第三次起每次等待9分钟。你可以像往常一样安慰宝宝3分钟。

从第九夜起

若宝宝这时依然不肯独立入睡，你需要考虑哪种方式对你和宝宝更好。

◎ 让你的宝宝每天都重复第一夜的时间间隔，即前两次等待3分钟，后两次等待6分钟。尝试一个星期后，你再重新开始进行这个沙钟法。

◎ 相信你的宝宝可以做得到，你可以继续采用9分钟间隔的方式进入宝宝的房间——直到宝宝可以独立入睡。

重要

青年精神科专家乌尔里希·拉本施拉格博士参与了弗莱堡大学沙钟法的研究，他建议父母在宝宝超过1岁时再尝试此方法，因为只有这么大的宝宝才能够明白爸爸或妈妈会再次出现在他的房间。

我们的宝宝睡觉啦

我们的宝宝睡觉啦！
和我们道晚安。
泰迪熊和毛绒玩具
照看你。
他们想要待在你的小床上。
现在睡吧，我的宝贝，快快入睡！

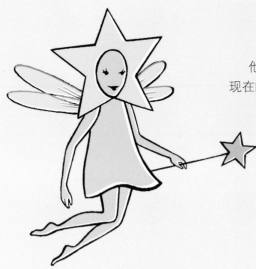

白天已经过去

白天已经过去，
夜晚来临。
天空中的繁星在远方向我们眨眼睛。
皎洁的月亮，
住在天上，
她还未入睡，
是的，她还清醒着，
向我们的屋顶张望。

希姆培乐和皮姆培乐

希姆培乐和皮姆培乐
爬上了山。
希姆培乐是小精灵，
皮姆培乐是小矮人。
他们总是坐在上面
晃动着他们的尖顶帽。
七十五个星期后
他们慢慢爬到山里面。
他们在那儿安静地睡着，
一动不动，你听：
滋滋滋……

小猪、小羊和小鸟

小猪、小羊和小鸟，
所有动物都必须轻声些。
我们的小宝贝已经睡觉了，
小猫也不再跑动了，
呼啸着的风也回家了。
嘘——现在我的宝宝睡着了。

舞舞舞，舞动的手指

一刻也不想安静。
跳来跳去，
没有片刻安宁。
（摆弄宝宝的手指）
舞舞舞，舞动的手指。
小手指，现在安静下来了，
因为我想对你们说。
（保持不动）
舞舞舞，舞动的手指。
（掀开被子，对手指"说"）
你们终于安静了！
不要再跳舞了，
乖乖睡觉，不要醒来！

舞动的手指睡觉了

十只舞动的小手指
躲了起来。
（所有的手指都藏在被子里）
十只舞动的小手指
突然间活跃起来。
（十个手指一只又一只地向外看）
1、2、3、4、5，
它们出来了，没有穿鞋子，也没有
长筒袜。
（在宝宝的面前爬）
6、7、8，
现在已经是夜里了。
最后9和10，
是睡觉的时间了。
（为宝宝盖好被子）

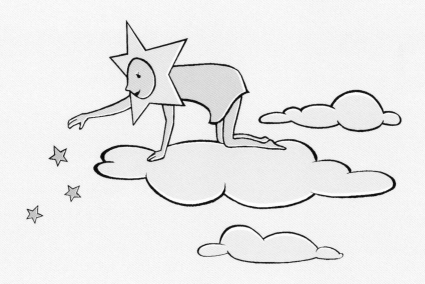

图书在版编目（CIP）数据

　　宝宝学睡觉 ／（德）彼得拉·昆策，（德）赫尔穆特·考德勒著；
徐丽娜译. —南京：译林出版社，2018.3
　　书名原文：Schlafen lernen
　　ISBN 978-7-5447-7241-9

　　I.①宝… II.①彼… ②赫… ③徐… III.①婴儿－睡眠－基本知识
IV. ①R174

　　中国版本图书馆 CIP 数据核字（2018）第 001943 号

著作权合同登记号　图字：10−2016−550号

宝宝学睡觉　〔德国〕彼得拉·昆策　赫尔穆特·考德勒／著　徐丽娜／译

责任编辑　　陆元昶
特约编辑　　王兰颖　时音菠
装帧设计　　灵动视线
校　　对　　刘文硕
责任印制　　贺　伟

出版发行　　译林出版社
地　　址　　南京市湖南路 1 号 A 楼
邮　　箱　　yilin@yilin.com
网　　址　　www.yilin.com
市场热线　　010−85376701
排　　版　　灵动视线
印　　刷　　济南新先锋彩印有限公司
开　　本　　710 毫米 ×1000 毫米 1/16
印　　张　　8
版　　次　　2018 年 3 月第 1 版　 2018 年 3 月第 1 次印刷
书　　号　　ISBN 978-7-5447-7241-9
定　　价　　36.00 元

版权所有·侵权必究
译林版图书若有印装错误可向出版社调换，质量热线：010−85376178

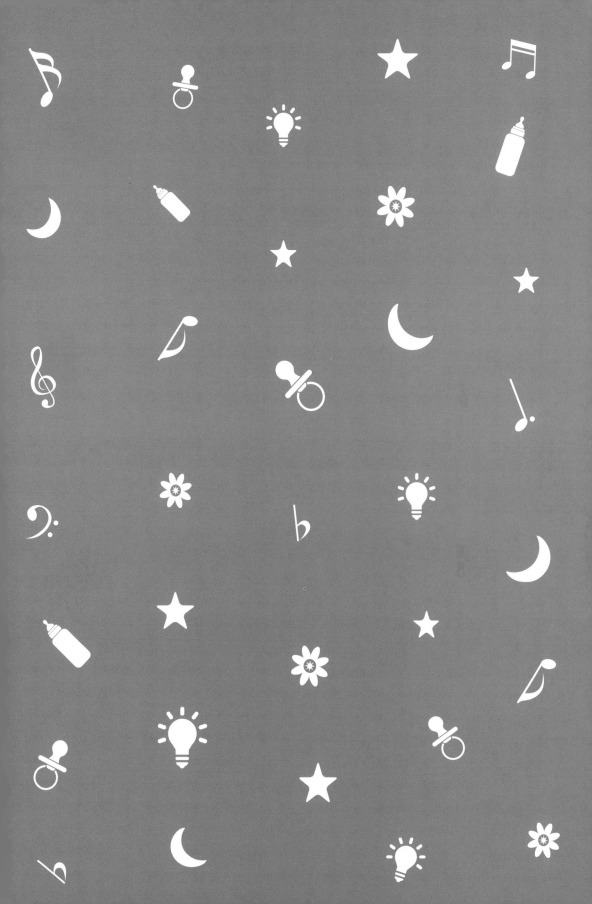

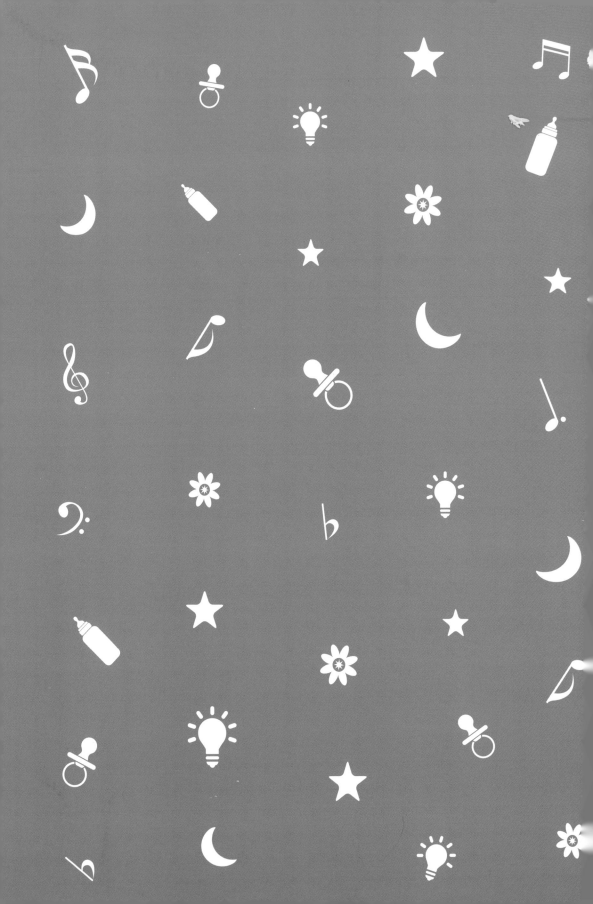

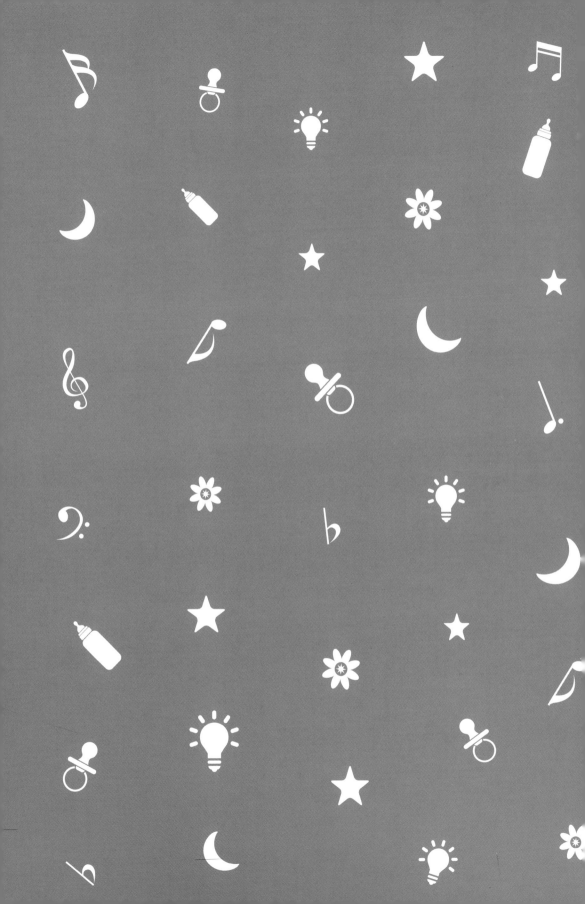